病奇方系列丛书（第四辑）

苓桂木甘汤

总主编 巩昌镇 马晓北

编著 李宏红 刘 伟

中国医药科技出版社

内 容 提 要

　　本书从理论研究、临床应用和实验研究方面阐述苓桂术甘汤。上篇理论研究，主要讲述苓桂术甘汤的来源、组成、用法以及历代医家对苓桂术甘汤的认识、苓桂术甘汤的衍生方等。中篇临床应用，详细讲述了各科疾病和疑难病应用苓桂术甘汤、苓桂术甘汤衍生方的临床经验和病案。下篇实验研究，讲述苓桂术甘汤中单味药的化学成分、药理作用，并叙述了苓桂术甘汤全方的药理作用等。全书内容翔实，实用性强，适合广大中医学生，中医临床医生，中医爱好者参考。

图书在版编目（CIP）数据

　　苓桂术甘汤/李宏红，刘伟编著. —北京：中国医药科技出版社，2013.1
（难病奇方系列丛书. 第 4 辑）
ISBN 978 - 7 - 5067 - 5759 - 1

　Ⅰ. ①苓…　Ⅱ. ①李…　②刘…　Ⅲ. ①苓桂术甘汤 - 研究
Ⅳ. ①R286

　　中国版本图书馆 CIP 数据核字（2012）第 261017 号

美术编辑　陈君杞
版式设计　郭小平

出版　中国医药科技出版社
地址　北京市海淀区文慧园北路甲 22 号
邮编　100082
电话　发行：010-62227427　　邮购：010-62236938
网址　www.cmstp.com
规格　958×650mm $\frac{1}{16}$
印张　9¾
字数　144 千字
版次　2013 年 1 月第 1 版
印次　2021 年 5 月第 3 次印刷
印刷　北京市密东印刷有限公司
经销　全国各地新华书店
书号　ISBN 978-7-5067-5759-1
定价　**29.00 元**
本社图书如存在印装质量问题请与本社联系调换

董继鹏 韩　曼 韩淑花 储　芹
路玉滨 薛　媛

分册编著 酸枣仁汤　　　杜　辉　刘　伟

普济消毒饮　　周庆兵　巩昌靖

三仁汤　　　　罗良涛　刘　伟

当归四逆汤　　韩　曼　巩昌靖

真武汤　　　　林伟刚　巩昌镇

知柏地黄丸　　李　楠　刘　伟

青蒿鳖甲汤　　周劲草　姜　文

增液汤　　　　王玉贤　巩昌靖

香砂六君子汤　黄　凤　刘　伟

镇肝熄风汤　　唐　杰　姜　文

炙甘草汤　　　罗成贵　刘　伟

膈下逐瘀汤　　王佳兴　刘　伟

生化汤　　　　代媛媛　姜　文

甘露消毒丹　　韩淑花　巩昌靖

四逆汤　　　　高占华　巩昌靖

独活寄生汤　　闵　妍　刘　伟

右归丸　　　　王景尚　巩昌镇

当归芍药散　　王建辉　张　硕

导赤散　　　　王　福　巩昌靖

身痛逐瘀汤	刘　灿	刘　伟
失笑散	陈冰俊	姜　文
半夏泻心汤	董继鹏	刘　伟
左归丸	王国为	巩昌镇
通窍活血汤	余志勇	姜　文
苓桂术甘汤	李宏红	刘　伟
一贯煎	何　萍	巩昌靖
平胃散	韦　云	巩昌靖
少腹逐瘀汤	王莹莹	杨　莉
小建中汤	刘晓谦	姜　文
麻杏石甘汤	张　晨	刘　伟
仙方活命饮	高　杰	赵玉雪

《难病奇方系列丛书》第四辑

前 言

　　《难病奇方系列丛书》新的一辑——第四辑又和大家见面了。

　　中医药是中华文明的一份宝贵遗产。在这份遗产中，中药方剂是一串串夺目璀璨的明珠，而那些百炼千锤、结构严谨、疗效可靠的经典名方则更是奇珍异宝。

　　几千年来，经典方剂跨越时代，帮助中华民族健康生息、祛病延寿。它们并未因时代的变迁而消失，也未因社会的发展而萎谢，更未因西医学的创新而被抛弃。恰恰相反，它们应时而进，历久弥新。一代一代的学者丰富了经典方剂的理论内涵，一代一代的医生扩展了经典方剂的应用外延，面对西医学的飞速发展，经典方剂依然表现出无限的生命力和宽广的适用性。

　　今天，经典方剂又跨越空间，走向世界，帮助全人类防病治病。在加拿大的中医诊所里，摆满了张仲景的《四逆汤》、《金匮肾气丸》，王清任的《血府逐瘀汤》、《少腹逐瘀汤》。走进英国的中医诊所，到处可见宋代《局方》的《四物汤》和《四君子汤》，张介宾的《左归丸》和《右归丸》。在美国的近两万家针灸和中医诊所里，各种各样的中医经典方剂，如《小柴胡汤》、《六味地黄丸》、《补中益气汤》和《逍遥散》等等，都是针灸师、中医师的囊中宝物。经典方剂已经成为世界各国中医临床医生的良师益友。他们学习应用这些方剂，疗效彰显，福至病家。

　　中医方剂的走向世界，也进一步使中医方剂的研究走进了西方的研究机构。中医中药的研究在澳大利亚悉尼大学的中澳中医研究中心已经展开。在英国剑桥大学中医中药实验室里，樊台平教授带领的团队对传统中医复方情有独钟。特别值得一提的是，在美国耶鲁大学医学院的实验室里，郑永齐教授的研究团队把黄芩汤应用到治疗肝癌、胰腺癌、直肠癌等疾病上。这个团队在临床前试验、一期临床试验、二期临床试验、三期临床试验方面步步推进，并对用黄芩汤与传统化疗药物结合以降低化疗药物的毒副作用和提高临床效果进行了周密的研究。这些研究证实了黄芩汤的经典应用，拓广了黄芩汤的现代应用范围，用西医学方法为这一经典方剂填补了一个丰富的注脚。他们十多年的精心临床研究结果广泛发表在美国《临床肿瘤学杂志》、《传统药物杂志》、《色谱学杂志》、《临床大肠癌杂志》、《国际化疗生物学杂志》、《抗癌研究杂志》、《转译医学杂志》、《生物医学进展》、《胰腺杂志》和英国《医学基因组学杂志》等主流医学杂志上。有关黄芩汤的大幅报道甚至出现在美国最主流的报纸《华尔街日报》上。

中国医药科技出版社出版的这套《难病奇方系列丛书》，爬罗剔抉，补苴罅漏，广泛收集了经典方剂的实验研究成果与临床应用经验，是名方奇方的集大成者。

丛书迄今已经出版了三辑，共收四十三个经典方剂。每一经典方剂自成一册，内容包括理论研究、临床应用、实验研究三部分。理论研究部分探讨药方的组成、用法、功效、适应证、应用范围、组方原理及特点、古今医家评述、方剂的现代理论研究。临床应用部分重点介绍现代科学研究者对该方的系统性临床观察以及大量临床医家的医案病例和经验总结。实验研究部分探讨方剂中的每一味中药的现代药理作用，并以此为基础研究该方治疗各系统疾病的作用机制。

沿着同一思路，《难病奇方系列丛书》第四辑继续挖掘先贤始创而在现代临床上仍被广泛使用的经典方剂，并汇有大量临床经验和最新研究成果，以飨中医临床医生、中医研究者、中医学生以及所有的中医爱好者。

美国中医学院儒医研究所

巩昌镇 博士

2012 年秋于美国

上篇　理论研究

中篇　临床应用

目录

下篇　实验研究

上 篇

理论研究

第一章

概　述

第一节　苓桂术甘汤的来源与组成

一、来源

苓桂术甘汤来源于东汉伟大医学家张仲景所著之《金匮要略》，功效温阳化饮、健脾利湿。本方在《金匮要略》中主治中阳不足，饮停心下之痰饮证。其症以胸胁支满为主，兼见心悸，心下逆满，气上冲胸，头眩，身为振振摇，短气而咳或咳而遗尿等。用本方温阳蠲饮，健脾利湿，使痰饮得以化解，诸症自除。

《金匮要略》云："膈间支饮，其人喘满，心下痞坚，其脉沉紧。""其人振振身瞤剧，必有伏饮。"并且，书中还给出了治疗痰饮证的具体方法和方剂："病痰饮者，当以温药和之。""心下有痰饮，胸胁支满，目眩，苓桂术甘汤主之。""夫短气有微饮，当从小便去之，苓桂术甘汤主之……"由于此方灵效，被后世医家奉为温化痰饮之祖方。

该方还见于《伤寒论》中。辨太阳病脉证并治第67条中说："伤寒若吐若下后，心下逆满，气上冲胸，起则头眩，脉沉紧，发汗则动经，身为振振摇者，苓桂术甘汤主之。"清代医学家尤在泾谓："此为伤寒邪解而饮发之证。"本条为误用吐下后脾虚水停的变证。伤寒误用吐下，损伤脾阳，致使水液不能正常输布，停而为饮。饮邪阻逆于胸脘之间，故心下逆满，气上冲胸；水饮阻隔，清阳之气不得上升头部以养清窍，故起则头眩；脉沉紧主里有水饮，而表证已罢。治当温化，用苓桂术甘汤。若不健脾利水，反更发其汗，则阳气愈伤，水饮更盛，势必扰动经脉，而见身体振振，摇动不定之症。

二、组成

苓桂术甘汤是一首健脾温化水湿的方剂。

《金匮要略》方：茯苓四两，桂枝三两，白术三两，甘草二两。

上四味，以水六升，煮取三升，分温三服，小便则利。

《伤寒论》方：茯苓四两，桂枝三两（去皮），白术、甘草（炙）各二两。

上四味，以水六升，煮取三升，去滓，分温三服。

现代方：茯苓 12g，桂枝 9g，白术 9g，炙甘草 6g。

上四味，以水六升，煮取三升，分温三服。

第二节　苓桂术甘汤的功效与主治

一、方中各药物的功效与主治

1. 茯苓

首载于《神农本草经》，为多孔菌科真菌茯苓的菌核，多寄生于松科植物赤松或马尾松等树根上。

［性味归经］味甘、淡，性平。归心、脾、肾经。

［功效］利水渗湿，健脾安神。

［主治］①用于各种水肿。本品甘补淡渗，性平，作用和缓，无寒热之偏，可用治寒热虚实各种水肿。若表邪不解，随经入膀胱之腑形成太阳蓄水证，或水肿、小便不利，多与猪苓、白术、泽泻等同用，如五苓散。若水热互结，阴虚小便不利水肿，可与猪苓、滑石、阿胶、泽泻同用，如猪苓汤。若脾肾阳虚水肿，可与附子、生姜同用，如真武汤。②用于脾虚诸证。若有食少纳呆，倦怠乏力等脾胃虚弱症状，常与人参、白术、甘草同用，如四君子汤。若脾虚饮停，与桂枝、白术同用，如苓桂术甘汤。若为脾虚湿泻证，与山药、白术、薏苡仁同用，如参苓白术散。③用于心悸、失眠。本品能补益心脾而宁心安神。证属心脾两虚，气血不足之心神不宁者，可与黄芪、当归、远志等同用，如归脾汤。若心悸属水气凌心证者，与桂枝、白术、生姜同用，如茯苓甘草汤。

［用法用量］煎服。10～15g。

［历代医著论述］

《神农本草经》：主胸胁逆气，忧恚惊邪恐悸，心下结痛，寒热，烦满，咳逆，口焦舌干，利小便。久服安魂、养神、不饥、延年。

《本草衍义》：此物行水之功多，益心脾不可阙也。

《本草纲目》：后人治心悸必用茯神，故洁古张氏于风眩心虚，非茯神不能除，然茯苓未尝不治心病也。

《医学衷中参西录》：其性能化胃中痰饮为水液，引之输于脾而达于肺，复下循三焦水道以归膀胱，为渗湿利痰之主药。然其性纯良，泻中有补，虽为渗利之品，实能培土生金，有益于脾胃及肺。且以其得松根有余之气，伏藏地中不外透生苗，故又善敛心气之浮越以安魂定魄，兼能泻心下之水饮以除惊悸，又为心经要药。且其伏藏之性，又能敛外越之水气转而下注，不使作汗透出，兼为止汗之要药也。

2. 桂枝

为樟科常绿乔木肉桂的嫩枝。

[性味归经] 味辛、甘，性温。归心、肺、膀胱经。

[功效] 发汗解肌，温通经脉，助阳化气。

[主治] ①用于风寒感冒。本品辛甘温煦，可通阳扶卫，有助卫实表、发汗解肌、外散风寒之功。如治风寒表实无汗者，常与麻黄同用，以开宣肺气、发散风寒，如麻黄汤；若治表虚有汗，当与白芍同用，以调和营卫、发汗解肌，如桂枝汤。②用于寒凝血滞诸痛证。本品有温通经脉，散寒止痛之效。如胸阳不振，心脉瘀阻，胸痹心痛，常与枳实、薤白同用，如枳实薤白桂枝汤；若中焦虚寒，脘腹冷痛，每与白芍、饴糖同用，如小建中汤；若血寒瘀阻，经闭腹痛，多与当归、吴茱萸同用，如温经汤；若风寒湿痹，肩臂疼痛，可与附子同用，如桂枝附子汤。③用于痰饮、蓄水证。本品甘温，助阳化气，以行水湿痰饮之邪。如脾阳不运，痰饮眩悸者，常与茯苓、白术同用，如苓桂术甘汤；若膀胱气化不行，水肿小便不利者，每与猪苓、泽泻等同用，如五苓散。④用于心悸。本品辛甘性温，能温心阳，通血脉，止悸动。如心阳不振，不能直通血脉，见心悸动、脉结代者，每与甘草、党参、麦冬同用，如炙甘草汤。此外，若阴寒内盛，引动下焦冲气，上凌心胸所致奔豚者，常重用本品，如桂枝加桂汤。

[用法用量] 煎服。3～10g。

[使用注意] 本品辛温助阳，易伤阴动血，凡外感热病、阴虚火旺、血热妄行等证，均当忌用。孕妇及月经过多者慎用。

[历代医著论述]

《珍珠囊》：主伤风头痛，开腠理，解表发汗，去皮肤风湿。

《新修本草》：主治冲逆也，旁治奔豚头痛、发热恶风、汗出身痛。

《本经疏证》：凡药须究其体用，桂枝能利关节，温经通脉，此其体也。《素问·阴阳应象大论》曰，味厚则泄，气厚则发热，辛以散结，甘可补虚。故能调和腠理，下气散逆，止痛除烦，此其用也。盖其用之之道有六：曰和营，曰通阳，曰利水，曰下气，曰行瘀，曰补中。其功之最大，施之最广，无如桂枝汤，则和营其首功也。

《本草述》：桂枝与薄桂，虽皆属细枝条，但薄桂尤其皮之薄者，故和营之力似不及枝也。又肉桂治奔豚而桂枝亦用之者，以奔豚属肾气，肾气出之膀胱，桂枝入足太阳故也。世医不悟桂枝实表之精义，似以此味能补卫而密腠理。若然，何以不用参、芪耶？盖四时之风，因于四时之气，冬月寒风伤卫，卫为寒风所并，则不为营气之并而与之和，故汗出也。惟桂枝辛甘能散肌表寒风，又通血脉，故合于白芍，由卫之固以达营，使其相和而肌解汗止也。

张锡纯：力善宣通，能升大气，降逆气，散邪气。仲景苓桂术甘汤用之治短气，是取其能升也；桂枝加桂汤用之治奔豚，是取其能降也；麻黄、桂枝、大小青龙诸汤用之治外感，是取其能散也。

3. 白术

本品为菊科多年生草本植物白术的根茎。

[性味归经] 味苦、甘，性温。归脾、胃经。

[功效] 健脾益气，燥湿利水，止汗，安胎。

[主治] ①用于脾胃虚弱，食少胀满，倦怠乏力，泄泻。补脾胃可与党参、甘草等配伍；消痞除胀可与枳壳等同用；健脾燥湿止泻可与陈皮、茯苓等同用。②用于水湿停留、痰饮、水肿。治寒饮可与茯苓、桂枝等配伍；治水肿常与茯苓皮、大腹皮等同用。③用于表虚自汗。本品与黄芪、浮小麦等同用，有固表止汗之功，可治表虚自汗。④用于脾虚气弱，胎动不安。白术有补气健脾、安胎之功，常配砂仁；如见妊娠足肿、胎气不安属内热者，可与黄芩等配伍；腰酸者可与杜仲、桑寄生等同用。

[用法用量] 煎服，10～15g。燥湿利水宜生用，补气健脾宜炒用，健脾止泻宜炒焦用。

[历代医著论述]

《神农本草经》：气味甘温，无毒，治风寒湿痹、死肌、痉、疸，止汗、除热、消食。

《名医别录》：味甘，无毒。主治大风在身面，风眩头痛，目泪出，消痰水，逐皮间风水结肿，除心下急满，及霍乱，吐下不止，利腰脐间血，益津液，暖胃，消谷，嗜食。

《药性论》：味甘，辛，无毒。能主大风痹，多年气痢，心腹胀痛，破消宿食，开胃，去痰涎，除寒热，止下泄。主面光悦，驻颜，去黑。治水肿胀满，吐呕逆，腹内冷痛，吐泻不住，及胃气虚冷痢。

《日华子本草》：治一切风疾，五劳七伤，冷气腹胀，补腰膝，消痰，治水气，利小便，止反胃呕逆，及筋骨弱软，痰癖气块，妇人冷，癥瘕，山岚瘴气，除烦，长肌。

《开宝本草》：味苦、甘，温，无毒。主大风在身面，风眩头痛，目泪出，消痰水，逐皮间风水结肿，除心下急满，及霍乱、吐下水止，利腰脐间血，益津液，暖胃，消谷，嗜食。

《药类法象》：除温益燥，和中益气，利腰脐间血，除胃中热。去诸经之湿，理胃。

《药性赋》：味甘，气温，无毒。可升可降，阳也。其用有四：利水道，有除湿之功；强脾胃，有进食之效，佐黄芩有安胎之能，君枳实有消痞之妙。

《汤液本草》：气温，味甘。苦而甘温，味厚气薄，阴中阳也，无毒。

《医学衷中参西录》：性温而燥，气香不窜，味苦微甘微辛。善健脾胃，消痰水，止泄泻。治脾虚作胀，脾湿作渴，脾弱四肢运动无力，甚或作疼。与凉润药同用，又善补肺；与升散药同用，又善调肝；与镇安药同用，又善养心；与滋阴药同用，又善补肾，为其具土德之全，为后天资生之要药，故能于金、木、水、火四脏，皆能有所补益也。

《景岳全书》：味甘辛，气温，气味俱厚，可升可降，阳中有阴，气中有血。其性温燥，故能益气和中，补阳生血，暖胃消谷，益津液，长肌肉，助精神，实脾胃，止呕逆，补劳倦，进饮食，利小水，除湿运痰，消浮去胀，治心腹冷痛、胃虚下痢、痃癖癥瘕。制以人乳，欲润其燥；炒以壁土，欲助其固；佐以黄芩，清热安胎。以其性涩壮气，故能止汗实表。而痈疽得之，必反多脓；奔豚遇之，恐反增气；及上焦燥热而气多壅滞者，皆宜酌用之。然冬术甘而柔润，夏术苦而燥烈，此其功用大有不同，不可不为深辨也。

《本经逢原》：入诸补气药，饭上蒸数次用；入肺胃久嗽药，蜜水拌蒸；入脾胃痰湿药，姜汁拌晒；入健脾药，土炒；入泻痢虚脱药，炒存性用；入风痹痰湿、利水破血药，俱生用。

4. 甘草

为豆科多年生草本植物甘草、胀果甘草或光果甘草的根及根茎。

[性味归经] 味甘，性平。归心、肺、脾、胃经。

[功效] 益气补中，清热解毒，祛痰止咳，缓急止痛，调和药性。

[主治] ①心气不足，脉结代、心动悸。本品能补益心气，益气复脉。主要用于心气不足致而结代，心动悸者，如《伤寒类要》单用本品，主治伤寒耗伤心气之心悸，脉结代。若属气血两虚，宜与补气养血之品配伍，如炙甘草汤（《伤寒论》）以之与人参、阿胶、生地黄等品同用。②脾气虚证。本品味甘，善入中焦，具有补益脾气之力。因其作

用缓和，宜作为辅助药用，能"助参芪成气虚之功"（《本草正》），故常与人参、白术、黄芪等补脾益气药配伍用于脾气虚弱之证。③咳喘。本品能止咳，兼能祛痰，还略具平喘作用。单用有效。可随证配伍用于寒热虚实多种咳喘，有痰无痰均宜。④脘腹、四肢挛急疼痛。本品味甘能缓急，善于缓急止痛。对脾虚肝旺的脘腹挛急作痛或阴血不足之四肢挛急作痛，均常与白芍同用，即芍药甘草汤（《伤寒论》）。临床常以芍药甘草汤为基础，随证配伍用于血虚、血瘀、寒凝等多种原因所致的脘腹、四肢挛急作痛。⑤热毒疮疡、咽喉肿痛及药物、食物中毒。本品还长于解毒，应用十分广泛。生品药性微寒，可清解热毒。用治热毒疮疡，可单用煎汤浸渍，或熬膏内服。更常与紫花地丁、连翘等清热解毒、消肿散结之品配伍。用治热毒咽喉肿痛，宜与板蓝根、桔梗、牛蒡子等清热解毒利咽之品配伍。本品对附子等多种药物所致中毒，或多种食物所致中毒，有一定解毒作用。对于药物或食物中毒的患者，在积极送医院抢救的同时，可用本品辅助解毒救急。⑥调和药性。本品在许多方剂中都可发挥调和药性的作用：通过解毒，可降低方中某些药（如附子、大黄）的毒烈之性；通过缓急止痛，可缓解方中某些药（如大黄）刺激胃肠引起的腹痛；其甜味浓郁，可矫正方中药物的滋味。

　　[用法用量] 煎服，3~10g。燥湿利水宜生用，补气健脾宜炒用，健脾止泻宜炒焦用。生用性微寒，可清热解毒；蜜炙药性微温，并可增强补益心脾之气和润肺止咳作用。

　　[使用注意] 不宜与京大戟、芫花、甘遂同用。本品有助湿壅气之弊，湿盛胀满、水肿者不宜用。大剂量久服可导致水钠潴留，引起浮肿。

　　[历代医著论述]

　　《名医别录》：温中下气，烦满短气，伤脏咳嗽。

　　《本草汇言》：和中益气，补虚解毒之药也。

　　《本草正》：味至甘，得中和之性，有调补之功，故毒药得之解其毒，刚药得之和其性……助参芪成气虚之功。

二、苓桂术甘汤成方功效及主治

　　[功效] 温阳化饮，健脾利湿。

　　[主治] 痰饮。胸胁支满，目眩心悸，或短气而咳，舌苔白滑，脉弦滑。

　　本方所治痰饮病，系因中阳不足，饮停心下所致。中焦阳虚，脾失健运，聚湿成饮；饮阻中焦，清阳不升，故头晕目眩；上凌心肺，则心悸、胸满或短气而咳。本方以茯苓为主药，甘淡而平，有利水渗湿，祛痰化饮，健脾宁心之功，为仲景治悸之首药。本方中，茯苓不仅用量大且需先煎，以更保其伐邪之力，用治汗后心阳虚损、下焦水邪欲将上侵之证。饮为阴邪，非温不化，故臣以桂枝。桂枝辛甘而温，有温经通阳，化气利水之功，与茯苓相伍，一利一温，健运脾阳；湿源于脾，脾阳不足，湿聚成饮成痰，故佐以苦甘而温之白术补脾燥湿；甘草甘平，补脾益气，调和诸药。四味相协，共奏通阳利水，培土运脾之功。方中桂苓相配，通阳利水；术苓相配，健脾利水燥湿以祛生痰之源；桂甘相配，辛甘通阳益气、强心定悸。其配伍特点可谓标本兼顾：温阳健脾治其本，利湿化饮治其标，寓温阳于化饮之中，温而不热，利而不峻，为"病痰饮者，当以温药和之"法则最佳体现。

第三节　苓桂术甘汤类方

茯苓泽泻汤

[方源]《金匮要略》。
[组成] 茯苓、泽泻、白术、桂枝、白芍、甘草、生姜。
[功效] 健脾渗湿，温阳化饮，降逆止呕。
[主治] 饮阻脾胃呕渴证。症见反复呕吐水饮或夹有食物，渴欲饮水，胃中痞满，大便时溏，或兼头眩，心下悸，病久则显浮肿，口淡，舌质淡苔薄润或白滑，脉象缓滑。

五苓散

[方源]《伤寒杂病论》。
[组成] 茯苓、猪苓、桂枝、泽泻、白术。
[功效] 利水渗湿，温阳化气。
[主治] 水湿内停、蓄水证、痰饮证。症见小便不利，头痛微热，烦渴欲饮，甚则水入即吐，水肿，泄泻，脐下动悸，吐涎沫而头眩，或短气而咳，舌苔白，脉浮。

防己茯苓汤

[方源]《金匮要略》。
[组成] 防己、黄芪、桂枝、茯苓、甘草。
[功效] 益气，通阳，利水。
[主治] 脾虚水泛证。症见四肢浮肿而沉重，手足不温，体倦，四

肢肌肉跳动，甚则面目浮肿，舌淡，苔白滑，脉沉。

苓桂草枣汤

[方源]《伤寒杂病论》。
[组成] 茯苓、桂枝、甘草、大枣。
[功效] 温通心阳，化气行水
[主治] 治伤寒发汗后，其人脐下悸，欲作奔豚者。

理中化痰丸

[方源]《济生方》。
[组成] 人参、白术（炒）、干姜、甘草（炙）、茯苓、半夏（姜制）。
[功效] 健脾和胃，温中化痰。
[主治] 脾胃虚寒，痰涎内停。呕吐少食；或大便不实，饮食难化，咳唾痰涎。

甘草汤

[方源]《千金要方》。
[组成] 甘草、桂心、白术、茯苓。
[功效] 温阳化饮，健脾利湿。
[主治] 治心下痰饮，胸胁支满目眩方。

六味茯苓汤

[方源]《景岳全书》。
[组成] 半夏、赤茯苓、橘红、枳壳（麸炒）、桔梗（去芦）、甘草（炙）、姜。
[功效] 益气，通阳，利水。
[主治] 治肢体手足麻痹，多痰唾，眩冒者。

大橘皮汤

[方源]《宣明论》。
[组成] 橘皮（去白）、木香、滑石、槟榔、茯苓（去皮）、猪苓（去皮）、泽泻、白术、肉桂、甘草。
[功效] 清热化湿，健脾行水。
[主治] 湿热内甚，心腹胀满，水肿，小便不利，大便滑泄。

胃苓汤

［方源］《景岳全书》。

［组成］陈皮、厚朴、甘草、苍术、白术、茯苓、泽泻、猪苓、肉桂。

［功效］温阳化饮，健脾利湿。

［主治］脾湿太过，泄泻不止。

五饮汤

［方源］《景岳全书》。

［组成］旋覆花、人参、橘红（炒）、枳实、厚朴（姜汁炒）、半夏、茯苓、泽泻、白术、猪苓、前胡、桂心、芍药、炙甘草、姜。

［功效］温阳化饮，健脾利湿。

［主治］一留饮，在心下。二悬饮，在胁下。三痰饮，在胃中。四溢饮，在膈上。五流饮，在肠间。凡此五饮，以酒后饮冷过多所致。饮酒伤者，加葛根、砂仁。

半夏白术天麻汤

［方源］《脾胃论》。

［组成］黄柏（酒洗）、干姜、天麻、苍术、白茯苓、黄芪、泽泻、人参、白术、炒神曲、半夏（汤洗七次）、大麦蘖面、橘皮。

［功效］补脾胃，化痰湿，定虚风。

［主治］脾胃虚弱，痰湿内阻，虚风上扰，致成痰厥头痛，症见头痛如裂，目眩头晕，胸脘烦闷，恶心呕吐，痰唾稠黏，气短懒言，四肢厥冷，不得安卧者。

加味苓桂术甘汤

［方源］《医学衷中参西录》。

［组成］干术、桂枝尖、茯苓、甘草、干姜、人参、附子、威灵仙。

［功效］补脾胃，化痰湿，定虚风。

［主治］水肿小便不利，其脉沉迟无力，自觉寒凉者。

苓姜术桂汤

［方源］《温病条辨》。

［组成］茯苓、生姜、炒白术、桂枝。

［功效］健运脾胃，宣通阳气。

［主治］寒湿伤脾胃两阳，寒热，不饥，吞酸，形寒，或脘中痞闷，或酒客湿聚。

姜术汤

［方源］《证治准绳》。

［组成］茯苓、生姜、炒白术、半夏曲、桂枝、甘草。

［功效］健脾化痰，定悸。

［主治］饮停怔忡。

茯苓白术汤

［方源］《圣济总录》。

［组成］赤茯苓（去黑皮）、白术、桂（去粗皮）、甘草（炙、锉）、川芎。

［功效］健脾化痰，行气。

［主治］伤寒吐后，心下逆满，惊悸不定，起即头眩。

第二章

历代医家对苓桂术甘汤的论述

成无己：阳气不足者，补之以甘，茯苓、白术，生津液而益阳也。里气逆者，散之以辛，桂枝、甘草，行阳散气。（《注解伤寒论》）

尤怡：此伤寒邪解而饮发之证。饮停于中则满，逆于上则气冲而头眩，入于经则身振振而动摇。《金匮》云："膈间支饮，其人喘满，心下痞坚，其脉沉紧。"又云"其人振振身瞤剧，必有伏饮"是也。发汗则动经者，无邪可发，而反动其经气。故与茯苓、白术，以蠲饮气；桂枝、甘草，以生阳气。所谓"病痰饮者，当以温药和之"也（《伤寒贯珠集》）。苓、桂、术、甘，温中去湿，治痰饮之良剂，是即所谓温药也。盖痰饮为结邪，温则易散，内属脾胃，温则能运耳。治水必自小便去之，苓、桂、术、甘，益土气以行水。（《金匮要略心典》）

赵义德：心胞络脉，寻胸出胁下。《灵枢》曰：胞络是动，则病胸胁支满。故此痰饮积其处而为病也。目者，心之使，心有痰水，精不上注于目，故眩。《本草》谓茯苓能治痰水，伐肾邪。痰，水类也，治水必自小便出之。然其性淡渗，手太阴引入膀胱，故用之为君；桂枝乃手少阴经药，能通阳气，开经络，况痰水得温则行，用之为臣；白术者，治风眩，燥痰水，除胀满，故以佐茯苓；然中满者勿食甘，而此用甘草何也？盖桂枝之辛，得甘则佐其发散，复益土以制水。甘草有茯苓，则不支满，而反渗泄，《本草》又曰：甘草能下气，除烦满是也。（《金匮方论衍义》）

许宏：此阳气外内皆虚也，故用茯苓为君，白术为臣，以益其不足之阳，经曰"阳不足者，补之以甘"是也；以桂枝为佐，以散里之逆气。以甘草为使，而行阳气，且缓中也。（《金镜内台方议》）

张隐庵：伤寒若吐若下后，则中胃虚微，以致肝气上逆，故心下逆满也。气上冲胸者，即厥阴之气上撞心也。起则头眩，风气胜也。在表之邪，内搏于阴，故脉沉紧。若发汗则动其肝脏之血，而经脉空虚，故身为振振摇，茯苓桂枝白术甘草汤主之。白术、茯苓、甘草补中土之虚，桂枝助肝木之气。（《伤寒论集注·辨太阳病脉证篇第一》）

柯琴：君以茯苓，以清胸中之肺气，则治节出而逆气自降；用桂枝以补心血，则营气复而经络自和；白术既培伤之元气，而胃气可复；甘草调和气血，而营卫以和，则头自不眩而身不振摇矣。(《伤寒附翼》)

曹颖甫：仲师所出方治，皆用苓桂术甘汤者，则以饮邪初起，水气仅在三焦而不及内脏，故但扶脾脏以通阳气，使上焦气散无吸水之力，而水道自通，水道通而饮邪去矣。

陈修园：茯苓可健脾利水。桂枝振心阳以退其群阴，如离照当空则阴霾全消，而天日复明也。白术补中土以修其堤岸，使水无泛滥之虞。更以甘草助脾气转输以交上下，庶治节行。心阳振、土气旺、转输速，而水有下行之势、无上凌之患矣。用苓桂术甘汤振心阳崇土以防御之，使天日明而阴霾散则气化行矣 (《金匮方歌括》)。又称：此方温能化气，甘能健脾，燥能胜湿，淡能利水。为痰饮病之的方也。(《金匮要略浅注》)

王子接：此太阳、太阴方也。膀胱气钝则水蓄，脾不行津液则饮聚。白术、甘草和脾以运津液；茯苓、桂枝利膀胱以布气化。崇土之法，非但治水寒上逆，并治饮邪留结，头身振摇。(《绛雪园古方选注》)

中 篇

临床应用

第一章

内科疾病

第一节 呼吸系统疾病

《素问·经脉别论篇》曰："饮入于胃，游溢精气，上输于脾，脾气散精，上归于肺，通调水道，下输膀胱，水津四布，五经并行。"条文不但说明了中医水液代谢的全过程，而且还揭示发生水液代谢障碍的内在原因，即与脾、胃、肺、膀胱功能失调有关。此即"脾为生痰之源，肺为贮痰之器"由来。苓桂术甘汤可以治疗很多呼吸系统疾病，如上呼吸道感染、慢性支气管炎、哮喘、肺心病、肺气肿、胸膜炎等因水湿停聚生痰，痰湿阻肺所致的咳嗽、咯痰、气喘等呼吸系统疾病。本方不但健脾治饮以杜生痰之源，又能化痰止咳以治喘咳之标。若呼吸系统疾病中症见咳嗽气短，喘促，痰多色白，质清稀或黏，胸脘痞闷，腹胀纳呆，舌淡苔白腻，脉弦滑者，均可用本方加减治疗。

一、急性支气管炎

急性支气管炎是由生物、物理、化学刺激或过敏等因素引起的气管－支气管黏膜的急性非特异性炎症。临床主要症状是咳嗽、咳痰，多见于寒冷季节或气候突变时，也可由急性上呼吸道感染蔓延而来。本病多属中医咳嗽范畴，多由六淫外邪侵袭肺系，或脏腑功能失调，内伤及肺，肺气不清，失于宣肃所致，临床主要以咳嗽、咯痰为主要表现，是常见病和多发病。苓桂术甘汤适疗脾虚水湿痰饮停聚为主病机者。

【病案举例】

张某，女，15岁。患者因感冒后发热，头痛、咳嗽，曾服发表之剂后发热退，头痛止，但咳嗽仍作，且伴面肢浮肿，气短喘促，无汗口渴，舌质淡红，舌苔白滑，脉浮而弦紧。证属水湿内阻，郁而不宣，治宜化饮宣肺，方用苓桂术甘汤化裁：茯苓9g，桂枝9g，白术12g，甘草6g，麻黄6g，杏仁9g，陈皮9g，法半夏9g，前胡9g，桔梗9g。3剂，水煎，每日3次，温服。二诊：服上方后，汗出喘平，口渴亦减，浮肿渐消，咳减不热，舌质红、苔白，脉浮稍滑，系肺之肃降已复，饮邪未尽，续上方减麻黄、桂枝各为 3g，加薏苡仁 12g，车前子 9g，2 剂。三诊：浮肿全消，偶有咳嗽，拟微辛轻苦之剂，以图善后：茯苓 9g，甘草 6g，白术 6g，薏苡仁 9g，杏仁 9g，桔梗 9g，前胡 6g，冬桑叶 9g，2 剂而愈。

按　初诊本案，外感表证虽愈，然饮邪内聚，寒激饮溢，泛于周身，咳喘肿满遂生。化饮当治脾，定喘当治肺，故以苓桂术甘汤温化为主，意在治脾，伍麻黄、杏仁、桔梗、前胡以宣肺定喘，意在治肺，如是则脾输肺肃，气化津布，自能喘平肿消。二诊中，减麻、桂之辛温，是欲宣发适宜，不碍生机。加薏苡仁、车前子增强淡渗利湿之力，以获根治之效。

二、慢性支气管炎

慢性支气管炎是指气管、支气管黏膜及周围组织的慢性非特异性炎症，属于中医学咳、喘、痰、饮等证范畴，以反复咳嗽、咳痰或伴喘息为临床特征。多见于 40 岁以上的中老年人，病程长，反复发作，冬重夏轻，每因受凉感冒而反复诱发，亦有因情绪刺激而引起者，最终可形成肺气肿、肺心病，严重影响患者的生活和工作。慢性支气管炎在缓解期多表现为虚实证，以肺、脾、肾阳气亏虚多见。脾为后天之本，如失健运，水谷不能化生精微上输养肺，反而聚湿生痰，上贮于肺，肺气壅塞而发病。

【临床应用】

对于本病的治疗，温桂荣认为：属外寒内饮，咳喘多痰，痰色白而清稀，口不渴，兼有恶寒重者，本方合小青龙汤加减；痰浊壅肺，咳而胸闷，痰色黏稠，呕恶纳差，本方合二陈汤、四逆散加减化裁；寒痰阻肺，咳喘多痰，痰色白而清稀，畏寒，四肢冰冷者，本方合理中汤、三拗汤温中散寒，化痰止咳；脾肺两虚，咳喘而神疲乏力，大便稀溏者，本方合六君子汤健脾补肺，化痰止咳。

【病案举例】

1. 万某，男，72 岁，反复咳喘、胸闷、气逼心慌 10 余年，遇寒则发，动则喘甚，不能平卧，咯痰清稀，量多盈盆，双足浮肿，四末清冷。体检两肺呼吸音减弱，满布类鼾音，并可闻及哮鸣音，两下肺可闻及湿啰音，心率 108 次/分，律不齐，偶发早搏，心音低钝，心尖搏动在剑突下，二尖瓣区可闻及 II 级收缩期杂音，肝脾触及不满意，肝颈静脉回流征（±），双肾区无叩击痛，双下肢凹陷性水肿。ECG 示肺型 P 波，右室占优势。中医诊断：①喘证；②心悸。西医诊断慢性支气管炎合并感染、慢性阻塞性肺气肿、肺源性心脏病、心衰Ⅱ度。舌质紫黯、苔白厚，脉沉细数，处以苓桂术甘汤加味：茯苓 20g，桂枝 10g，白术 15g，泽泻 15g，丹参 30g，葶苈子 15g，射干 10g，僵蚕 10g，桔梗 10g，炙甘草 6g。7 剂，咳减痰少喘缓，但动则喘作，肿已消大半，遂宗上方加紫苏子 15g、巴戟天 15g、菟丝子 15g、沉香 3g，再服 7 剂而愈。

按　该患者下肢浮肿，四末清冷，苔白脉沉细，实乃脾肾阳虚，水饮不化，泛溢四肢之故，舌黯为瘀水互结，故用丹参活血行瘀利尿，水饮凌心故有心悸，用苓桂术甘汤温阳利水，则肿消喘除。

2. 姬某，男，15 岁。县一中学生。咳嗽气喘反复发作 5 年有余，每逢感冒加重，但近 1 年来，整天咳嗽不止，致停课休养月余。曾用中、西两法治疗，不但未见减轻，且逐渐出现胸痛、心悸、怔忡、咳喘不能平卧等症，遂于 1980 年 11 月 20 日来诊。症见咳吐大量涎沫，恶心呕吐，胸痛背胀，口渴不欲饮，小便黄，舌质稍红，苔白滑，脉弦滑。此为饮邪留积胃肠，而有化热之象。饮停膀胱，气化不利，水饮上凌心肺，故有此症。孔老用苓桂术甘汤加味（茯苓 30g，桂枝 10g，生白术 12g，生甘草 10g，葶苈子 6g，熟地 15g，山萸肉 10g，补骨脂 10g）14 剂转危为安，仍以温阳利水之法，以善其后。历时半载随访，疗效巩固，未见复发，已返校复课。

按　患者反复咳喘发作 5 年余，病久内伤，痰饮停聚，感邪即发。方中苓桂术甘健脾化饮，以杜生痰之源，更佐以葶苈子泻肺平喘，补骨脂、熟地、山萸肉滋肾纳气。如此，脾健饮化，肾脏摄纳有力，病证自愈。

3. 张某，男 70 岁，假肢厂退休工人。1989 年 8 月 2 日入院治疗。患者咳嗽，吐白色泡沫痰 20 多年，入院前 10 余天症状加重，伴发热，气喘，心悸，不能平卧。查体温 38℃，脉搏 96 次/分，呼吸 26 次/分，血压 13.3/9.8kPa，颜面青灰，口唇指甲发绀，舌胖青紫，苔白腻，颈静脉充盈，胸廓左右对称，呼吸动度增强，叩诊过清音，双肺可闻干湿性啰音，心界缩小，心音遥远，心率 96 次/分，节律规整 $P_2 > A_2$，腹平软，剑下可见搏动，腹水征（±），肝脏于肋下一横指可触及，质软，轻度触痛，肝颈征（+），脊柱正常，双下肢膝关节以下中度凹陷性水肿，生理反射存在，病理反射未引出。化验血常规白细胞 $18.2 \times 10^9/L$，中性粒细胞 0.83，淋巴细胞 0.17，心电图肺型 P 波，少数房性早搏。西医诊断慢性支气管炎急性发作，中度阻塞性肺气肿，肺源性心脏病，中度肺功能不全，心功能Ⅱ~Ⅲ级。中医辨证痰饮。西医抗感染青霉素 640 万 U 静脉滴注 5 天；中医补肺健脾，温阳利水。方药苓桂术甘汤加味。茯苓 30g、桂枝 15g、白术 15g、甘草 6g、北沙参 15g、麦冬 10g、五味子 10g、丹参 30g、附子（另包）30g、薏苡仁 30g、炙桑白皮 12g、葶苈子 10g，服上方 10 剂后，咳嗽减，唇舌青紫明显好转，饮食增加，双肺干湿啰音基本消失，肝脏缩小，水肿消失，白细胞 8.6×10^9/L，中性粒细胞 0.72，淋巴细胞 0.28，二便正常，病情好转出院。

按　患者咳痰病史 20 余年，病久伤及他脏，属内伤咳嗽急性发作。治疗尊"病痰饮者，当以温药和之"之意，予苓桂术甘汤健脾化痰以杜痰源，并佐以生脉散益气养阴、收敛肺气，附子温阳，加强苓桂化饮，桑白皮、葶苈子泻肺平喘，丹参活血利水。全方温阳化饮为主，有补有泻，有收有散，顾及全面，故获良效。

4. 朱某某，男，56 岁，1989 年 3 月 12 日初诊。患者长期反复咳嗽 20 余年，嗜烟，以冬春季节多发，早晨尤甚，每天起床时需要顿咳 10 多分钟，吐出大量白色泡沫痰涎才能平静。此次因感冒诱发，咳嗽加剧，痰多，色白而黏稠，胸闷伴轻气喘，畏寒。查体见舌苔白腻，脉濡而滑。辨证属痰湿咳嗽，脾阳受困。治以燥湿化痰，健运脾胃。拟用苓桂术甘汤加味：茯苓 20g，桂枝 6g，白术 12g，甘草 6g，半夏 10g，陈皮 12g，白芥子 6g，桑白皮 10g，桔梗 10g，杏仁 10g。服 3 剂，咳嗽略减轻，痰饮较前减少。继服 7 剂，咳嗽大为好转，仅每天早晨咳嗽，有少量痰涎，随症加减服至 20 余剂而愈。以后每次发作均用上方治疗都很有疗效。因患者不能戒烟，致使不能痊愈。

按　患者痰多色白黏稠，苔白腻，脉濡滑均说明有痰饮停留中焦，中焦脾胃运化失司，痰饮壅肺，肺气不宣，故胸满咳嗽气喘用苓桂术甘汤健脾燥湿化痰。另加温化痰饮、止咳平喘药，共同取得治疗效果。

5. 夏某某，男，49 岁，农民。1984 年 9 月 12 日就诊。患咳嗽 3 年，时作时止，每逢秋冬加重。症见咳嗽气短，心悸，胸满腹胀，食欲不振，头眩，吐痰涎清稀，小便不利，舌苔白润，脉沉缓。证属中焦阳虚、水饮内停。治以温阳化气，培中渗湿镇咳。方用苓桂术甘汤加味：茯苓、桂枝各 20g，白术 8g，苍术、白芥子各 10g，甘草 5g。服药后吐出大量痰涎，嘱守方 10 剂遂愈。随访 2 年未见复发。

按　《内经》云"五脏六腑皆令人咳，非独肺也"。笔者所治本例久咳，乃属中阳不振，水湿壅遏，影响肺之清肃，而致之咳嗽。故用振奋中阳之法，使中焦阳气复、水湿去、肺之功能正常而咳嗽乃愈。

三、哮喘

哮喘是由多种细胞（如嗜酸性粒细胞、肥大细胞、T 细胞、中性粒细胞、气道上皮细胞等）和细胞组分参与的气道慢性炎症性疾病。这种慢性炎症导致气道反应性的增加，通常出现广泛多变的可逆性气流受限，并引起反复发作性的喘息、气急、胸闷或咳嗽等症状，常在夜间和（或）清晨发作、加剧，多数患者可自行缓解或经治疗缓解。中医学认为本病病机为外感引动内饮伏痰，致使痰浊阻肺，肺气上逆而出现咳喘、气急、胸闷甚则不能平卧等症状。故此病其标在肺，其本在脾肾。治疗上主要针对不同病机采取健脾化痰、降气、温肾纳气等法。尤其在哮喘缓解期，要重视补脾肾之阳，以温化体内宿痰。

【临床应用】

马少武等以苓桂术甘汤加味（茯苓、桂枝、白术各 15g，陈皮、半夏、干姜各 10g，细辛、甘草各 5g）为基础方，根据哮喘的发作期、缓解期采用春夏给药的方法治疗 14 例哮喘患者，结果 3 年未复发者 3 例，2 年未复发者 7 例，1 年内未复发者 2 例，复发者 2 例。另根据患者病机之侧重，给予不同兼治：脾虚甚同服香砂六君子丸，肾虚甚者同服金匮肾气丸。

【病案举例】

1. 李某，女，52 岁。1983 年 11 月 2 日诊。哮喘反复发作 20 余年。近 3 年来，发作较频，每在冬季或受寒诱发。此次发作后经西医治疗不效。诊见：呼吸急促，张口抬肩，呼多吸少，喉间有声，咯痰多而色白，伴食欲不振，四肢欠温。舌淡，苔白腻，脉浮滑。诊为喘证。证属寒痰阻肺，肺肾两虚。急则治标，投苏子降气汤加减。处方：苏子、陈皮、半夏、桔梗、肉桂、五味子、前胡、杏仁、厚朴、干姜、沉香、甘草。服 10 余剂后，诸症缓解。次年 6 月，患者因受凉复发，自述痰多，身体困倦，腰酸耳鸣，易出汗。诊见舌淡苔白，脉沉细。此因久咳，肺脾肾三脏俱虚，阳气不足，温运无力。切准春夏阳气生发之时，投药苓桂术甘汤加补骨脂 15g，紫河车 1 具（焙干），共为丸（每丸重 10g），早晚各服 1 丸；药后再服金匮肾气丸 1 月。当年末发，连用 3 年，随访未复发。

按　患者病久内伤脏腑，肺脾肾三脏俱虚，故方用苓桂术甘汤健脾化饮，陈皮、半夏燥湿化痰，干姜、细辛温肺散寒，香砂六君更增补中运脾之功，金匮肾气丸温肾纳气。合而用之则温补脾肾，化饮除痰。内患既除，纵有外邪，亦不发病。

2. 薛某，男，8 岁，1992 年 3 月 11 日初诊。患者体质屡弱，罹哮喘病 5 年。每于惊蛰后，或天气卒寒，或饮食失调，或起居不慎，或衣着不周，哮喘即发。经用中西药治疗，少则半月，多则盈月乃渐安。此次3月7日午餐暴食后，傍晚哮喘急性发作，经应用解除支气管痉挛及抗过敏、消炎片等治疗，喘促略减，但昼夜咳喘，动则尤甚，喉中痰鸣，咯吐白痰，头晕气短，身寒怕冷，手足欠温，口淡纳呆，大便稀溏（每次发作大便均溏，病愈便调），舌淡苔白腻，脉弦细滑。病属肺脾肾三脏俱病，津停成痰，水泛成饮，上迫于肺。先予脾肺同治，温肺化痰，健脾蠲饮。处方：茯苓10g，桂枝10g，炒白术10g，甘草3g，莱菔子10g。每日2剂，分4次服。3月14日复诊，药后咳喘大减，纳增，原方每日1剂，分2次服。3月19日，咳喘渐平。恐痼疾根深，又追加5剂。其后再予金匮肾气丸5粒，每日2次，服10天以固本善后。并嘱每到冬至如上法服金匮肾气丸，雨水后服苓桂术甘汤治未病，至今未复发，体质健壮。

按　中医学认为哮喘内有伏饮，复有诱因引起，而痰饮形成，又与肺脾肾三脏密切相关，故有"脾为生痰之源，肺为贮痰之器，肾为痰之本"之说。其中以肾气最为重要，盖肺主气，而脾阳的运行必得肾气温煦濡养。本病患者体质瘦弱，5年来，哮喘均因小有不慎即发，加之虽春而数九未尽，冬之余威偶袭损阳，故用苓桂术甘汤温化痰饮，以杜痰源，并加莱菔子降气化痰消导以治标，后用金匮肾气丸缓图治本，从而先后天得济，5年沉疴瘳矣。

四、渗出性胸膜炎

渗出性胸膜炎是致病因素（通常为病毒或细菌）刺激胸膜所致的胸膜壁层和脏层的炎症，又称"肋膜炎"。多由感染、结核、恶性肿瘤、结缔组织病、肺栓塞等疾病引起。渗出性胸膜炎时，随着胸膜腔内渗出液的增多，胸痛减弱或消失，患者常有咳嗽，可有呼吸困难。此外常有发热、消瘦、疲乏、食欲不振等全身症状。检查可发现心、肺受压的表现。在大量胸液时，可通过胸部检查和X线检查发现。本病属中医学"悬饮、胁痛"范畴，多因阳虚不化，阴湿凝聚而成。治疗上主要针对阳虚湿聚的病机采取温阳化湿法，予以苓桂术甘汤随证加减。

【临床应用】

吴乐文用苓桂术甘汤加味辨证治疗胸膜炎，治疗组与对照组均行短程抗痨治疗：药用异烟肼0.3g、利福平0.45g、乙胺丁醇0.75g，每日1次，晨服；链霉素0.75g，每日1次，肌内注射。按常规胸腔穿刺抽液，每周2~3次，每次抽液量不大于1000ml。治疗组另加用中药苓桂术甘汤加味：茯苓30g，桂枝12g，白术12g，甘草5g，丹参15g，葶苈子10g，桑白皮10g，大枣10g，细辛3g。热甚，痰稠黄去细辛，加银花

15g，瓜蒌 10g；气虚甚者加黄芪 30g，党参 15g；盗汗者加五味子 10g，浮小麦 10g；气阴两虚者合生脉饮。水煎早晚分服，每日 1 剂。2 周为 1 疗程，观察 3 个疗程。主要观察胸腔积液吸收、胸膜肥厚粘连及肝功能损害情况，每一疗程结束后，统计治疗结果，并继续抗痨治疗，随访跟踪半年至 1 年，疗效颇佳。

南京沈继泽运用苓桂术甘汤随证加减如补气药（如党参、黄芪）、活血药（如水蛭、䗪虫）、化痰软坚药（如川贝母、穿山甲）等治疗 20 余例肺癌胸腔积液患者，不但能消除胸水，而且能改善全身症状，皆取得了满意的疗效。

【病案举例】

1. 曹某，女，33 岁，1997 年 1 月 14 日初诊。患者半年前患结核性胸膜炎，经他院西药正规抗痨治疗，病情逐渐好转，惟胸水连抽 7 次，仍未消退。胸闷气喘，干咳少痰，口苦不欲饮食，大便稀溏，苔腻微黄，脉细滑。证属饮邪蕴结，水气不利。治宜化饮行水。予苓桂术甘汤加味。处方：茯苓 15g，桂枝 5g，炒白术 10g，甘草 5g，泽泻 10g，葶苈子 15g，旋覆花 15g（布包），薏苡仁 10g，炒扁豆 15g，桔梗 10g，大枣 5 枚。每日 1 剂，水煎服。3 剂后，胸闷稍减，气喘渐平，干咳已除，大便渐调，腻苔已化，口干苦，继予上方加炒黄芩 5g，桑白皮 10g。再 3 剂后，除轻度胸闷外，余症悉除，X 线检查示右侧胸膜肥厚粘连，前方加香附 10g，桃仁、红花各 3g 以理气化瘀。又 3 剂后诸症若失。

按 渗出性胸膜炎，西医多采用病因治疗及激素、穿刺抽液等疗法。而中医则针对不同病证采取不同治疗方法。本案患者经西医抗痨、抽液 7 次未见好转，又见胸闷气喘，干咳少痰，口苦不欲饮食，大便稀溏，苔腻微黄，脉细滑等水气不利、饮邪蕴结的病症。故方选苓桂术甘汤加减，方中苓桂术甘汤合薏苡仁、炒扁豆、大枣健脾和中化湿，葶苈子、泽泻泻肺行水，旋覆花、桔梗行气化痰，助药力达布全身，诸药合用，气行饮化痰除，诸症得解。

2. 李某，女，26 岁。患者于 25 天前出现发热、咳嗽、胸痛、呼吸困难，而入我院就诊。查：右胸部饱满，叩实音，听诊肺泡呼吸音消失。X 线正位片：左上肺浸润型肺结核，右侧中等量胸腔积液。治疗给予常规抗痨治疗，并予泼尼松片 35mg，日 1 次口服，20 天共抽胸水 5 次。经 25 天治疗，复查 X 线：患者胸水量同前，请余会诊。查患者形体消瘦。面色㿠白，脉细。诊为悬饮，胸阳不振。处方：茯苓、猪苓各 20g，桂枝、白术各 15g，甘草、知母、党参、葶苈子、麦冬各 10g。服

8 剂后，复查 X 线，胸水消失。抗痨治疗半年，随访 1 年无复发。

按　本案患者经 25 日治疗，无明显效果，激素用量较大，但积液仍不能吸收，临症又见咳嗽、消瘦、面色㿠白、脉细，辨证当属中焦阳虚而致水饮内停证。故用本方以温阳化气，培中渗湿，正体现了"病痰饮者，当以温药和之"的治疗原则。

3. 施某，男，60 岁。1998 年 11 月 9 日初诊。病患右侧支气管肺癌伴右侧恶性胸腔积液，在不足 1 个月内行 8 次胸穿刺放液，共抽取胸水计 6000ml，刻下咳嗽，咯痰量少色黄，胸闷而胀，纳可，便溏，面浮，舌苔薄白质紫有裂纹，脉细滑。证属脾阳虚弱，水饮内停，痰热郁肺，瘀血阻滞。治宜清热化痰，温阳利水，活血化瘀。方选苓桂术甘汤合麻杏石甘汤加味。处方：茯苓、桂枝、炒白术、杏仁、炙黄精、半夏、炙水蛭、泽兰、泽泻各 10g，川贝母 10g，炙甘草 3g，炙麻黄 8g，生、炙黄芪各 30g，服 7 剂后，胸闷胀未作，胸水未抽，以原方加干姜 5g，继服 7 剂，自觉胸闷胀除，摄胸部正位片示胸水消失。继以前方为基础，随证加减，巩固治疗。

按　肺癌胸水属于痰饮病中"悬饮"范畴，饮邪形成的主要原因是脾阳虚弱，不能运化水湿，水停为饮。苓桂术甘汤既可温运脾阳，又能利小便，标本兼顾。伍用活血利水之品，既可活血化瘀，又可助苓桂术甘汤利水祛饮。由于本病尚有痰热郁肺证，故合麻杏石甘汤清肺化痰。本案妙在抓住"脾为生痰之源"，而以苓桂术甘汤从本治饮为主。

五、慢性肺源性心脏病

慢性肺源性心脏病最常见者为慢性缺氧血性肺源性心脏病，又称阻塞性肺气肿性心脏病，简称肺心病，是指由肺部胸廓或肺动脉的慢性病变引起的肺循环阻力增高，致肺动脉高压和右心室肥大，伴或不伴有右心衰竭的一类心脏病。肺心病在我国是常见病、多发病，属中医学"肺胀"范畴。《诸病源候论·咳逆短气候》载："肺胀则气逆，而肺本虚，气为不足，复为邪所乘。"《丹溪心法·咳嗽》曰："肺胀而咳，或左或右不得眠，此痰挟瘀血碍气而病。"由此可知本病基本病机为正虚邪实，阴阳错杂。正虚为本，心肺气阴不足，或兼心肾阳衰；邪实是标，痰饮瘀血滞气为患，痰邪为主，或兼寒热。肺心病急性期系在肺脾肾心虚衰的基础上，感受外邪，引动肺中伏饮而发病，呈现本虚标实的证候。治当攻邪为主，但由于本虚，不可过用药性猛烈之剂，使正气更伤，故选用苓桂术甘汤为主方温阳化饮而祛邪。

【病案举例】

某女，72 岁，2003 年 5 月 8 日就诊。反复咳嗽 27 年，伴喘息胸闷、心悸气短 5 年，加剧 1 个月，痰白，时微黄。动则喘息，心悸加剧，平卧尤甚。早起头面浮肿，午后下肢肿胀，腹胀纳呆，唇甲微紫，舌暗苔灰润，中心微黄，脉沉细滑。体检：桶状胸，叩呈鼓音，双肺呼吸音弱，两肺底可闻及湿啰音，呼气延长，偶闻哮鸣音，心率 90 次/分，律齐，肺动脉瓣区第二心音亢进，肝右肋下 1.5cm 可触及，质中。胸片示：慢支并肺气肿，肺心病。心电图示右房肥大。血常规：Hb118g/L，WBC12.8×10⁹/L，N 0.83，L 0.17。证属痰瘀阻肺型，病机为心阳不振，痰瘀阻肺，水邪泛滥，兼有郁热。治以温扶心阳，化痰化瘀，利水平喘，佐清郁热。方用苓桂术甘汤加减：茯苓 30g，桂枝 10g，白术 10g，炙甘草 6g，红参 6g，麦冬 10g，五味子 6g，丹参 30g，半夏 10g，地龙 15g，连翘 15g，泽泻 10g。每日 1 剂，水煮分 2 次服。连进 10 剂，自觉症状基本消失，又守方 5 剂，随访 1 年，病情稳定。

按　苓桂术甘汤温化痰饮，健脾利湿；配合生脉饮益气敛阴生脉。两方合用，既祛痰利湿，又益气生津；既能温化，又具凉润，有攻有守，正邪兼顾，更寓"阳中求阴，阴中求阳"之意，恰合老年肺心病正虚邪实、阴阳错杂之病机，故获满意疗效。

第二节　循环系统疾病

一、心律失常

心律失常是指心脏冲动的频率、节律、起源部位、传导速度或激动次序的异常。按其发生原理，区分为冲动形成异常和冲动传导异常两大类，表现为心动过速、心动过缓或心律不齐。心律失常者多有心慌、气喘或胸闷症状，属于中医学"心悸"范畴。其病位在心，与气血阴阳亏虚、痰饮瘀血阻滞有关。

【临床应用】

李红灿以参附汤、瓜蒌薤白半夏汤、苓桂术甘汤三方加减配伍合用（加减：心阳虚为主者，去瓜蒌壳、法半夏，加炙黄芪 30g，炙麻黄、干姜各 10g；挟瘀者去附子，加桃仁、红花各 10g，川芎 15g，郁金 20g；兼痰湿者去附子，重用瓜蒌壳、法半夏、茯苓、白术。水煎取汁 300ml，早、中、晚分服 100ml，日 1 剂）治疗缓慢性心律失常，结果：显效 9 例，有效 7 例，无效 1 例。

马丽、徐进杰以苓桂术甘汤为主加减（主方：茯苓 12g，桂枝 6g，炒白术、甘草各10g。加减：对于缓慢型心律失常，或每因心动过缓时心律失常发生频繁，酌情加重桂枝用量；四肢发凉，畏寒明显者改用肉桂，加熟附子、红参；快速型心律失常易甘草为炙甘草，加五味子、生白芍、苦参、全瓜蒌；血瘀征明显加血竭、鸡血藤、川芎、丹参；惊悸明显加远志、生龙骨、生牡蛎、夜交藤、珍珠粉；气血虚弱者配服归脾丸；湿盛或纳差加清半夏、厚朴、焦三仙。每天1剂，水煎服）辨证治疗窦性心动过速、频发房性早搏、房室传导阻滞等心律失常100例，经治2周，结果显效49例、有效49例，无效2例。

【病案举例】

1. 窦性心动过速

钟某，女，50岁，心悸2个多月，伴下肢浮肿，胃脘部疼痛，近日病情加剧，并感头晕乏力，腰痛纳差，四肢麻木不温，舌淡紫，苔薄白，脉沉弱，T 36.4℃，下肢呈凹陷性浮肿，胃脘痛吃冷饮后加重。心电图示：心律齐，心率116次/分，窦性心动过速。胃电图示：胃溃疡。投以苓桂术甘汤加味：茯苓30g，桂枝、白术各9g，生甘草6g，黄芪、丹参各15g，防己10g。水煎服1日1剂。2剂后心悸减轻，下肢浮肿减退，胃口渐开。守上方服5剂后心悸、胃脘痛均消除，下肢浮肿全消，感手足有时麻木，心电图示：心律齐，心率85次/分，正常心电图。舌质转淡红，苔薄，脉较前充盈有力，仍以上方加当归15g，6剂。后又投参苓白术散以巩固疗效，病未复发。

按　此案之窦性心动过速当属《伤寒论》中"心下有水气"之"心动悸"证，其病机仍为脾胃阳虚证，故见上下肢浮肿、胃痛纳差、四肢麻木不温，苓桂术甘汤，温阳健脾化饮，加入黄芪、防己益胃、渗湿利水，丹参活血化瘀，诸药共奏温运心脾、益胃化饮之功，故病能痊愈。

2. 窦性心动过缓

任某某，男，52岁，干部，2000年3月5日初诊。患者自感胸痛，胸闷气短2年多，放射至左肩背，时有阵发性疼痛，持续约10分钟左右，自行缓解，近期内伴有心烦、心悸、失眠、多梦、时轻时重，此次因劳累后有所加重，住院治疗，予"丹参片"中药口服，治疗月余，其效欠佳。故前来就诊，检查：患者形体较胖、面色无华、怕冷、心悸、气短、失眠、多梦、神疲乏力、下肢浮肿、舌质淡、苔薄白、脉沉细无力。心率48次/分，心律不齐、心音低钝。心电图提示："心肌缺血"。诊断：心动过缓。证属：心脾两虚、阴阳失调。治宜：益气健脾、调补阴阳。选方：苓桂术甘汤合当归补血汤加味。方药：茯苓10g、桂枝 10g、白术 10g（土炒）、炙甘草 6g、生黄芪 30g、当归身 15g、炮姜 10g、炒枣仁 15g、高丽参 10g、附子 6g、煅龙骨 15g、菖蒲 10g，6 剂，水煎，凉后顿服，每日 1 剂。3 月 13 日复诊，胸痛、胸闷、心悸、失眠、怕冷大有好转。惟感气短、口渴、疲乏无力证改变不大，舌质淡、苔薄白、脉细有力，故原方加麦冬 12g、炙五味子 9g，以敛气化阴，再进 6 剂，服法同前。10 月 20 日来诊，以上诸症大减，但时有遗精。查：面色红润、行动灵活，惟有腰部酸困，舌质红润，六脉和缓有力。治宜：原方加金樱子 10g、莲须 10g，取 5 剂，每隔日 1 剂。半年后复查，心电图提示：心电图大致正常，心率 68 次/分。

按 心动过缓一证，多由阳气虚衰，寒湿水饮内停阻遏胸阳所致，其治法当温阳散寒化湿为主，兼以活血祛瘀。方以苓桂术甘汤温阳健脾化饮，当归补血汤大补气血、扶阳益阴、补气生血；佐高丽参大补元气、振奋心阳，炒枣仁可养心安神，另加生黄芪大补脾肺之气，与炮姜、附子相伍加大助阳之力；以上诸药相伍振奋心脾之阳、益气通脉、恢复阴阳平衡。

3. 房室传导阻滞案

（1）某女，17 岁。突然晕厥，清醒后心悸头晕半小时急诊入院。心电图示：Ⅲ度房室传导阻滞。入院诊断：病毒性心肌炎。诊见：心悸，头晕，稍活动即感眼前发黑，面色㿠白，四肢发凉，舌质淡、苔白，脉沉缓无力。心率最慢时曾降至 39 次/分。BP 9.33/6.67kPa。方用苓桂术甘汤加味。处方：桂枝 18g，茯苓 12g，生白术 10g，甘草 6g，大枣 3 枚。每天 1 剂，水煎 2 次共取汁约 400ml，分 4 次内服。同时静脉滴注极化液，并用阿托品 0.3mg，6 小时服 1 次。48 小时后Ⅲ度房室传导阻滞消失，心悸头晕消失。心电图示：窦性心律，心率 63 次/分，P – R 间期 0.24 秒，下壁心肌缺血。处方：桂枝、全瓜蒌各 12g，茯苓、炒白术、炙甘草、生黄芪各 10g，丹参 15g。连续服用 7 剂，症状及心电图完全正常。守法调整并配合抗病毒治疗，同时限制活动 2 月。其后间断治疗 2 年余，至今健康。

（2）顾某，女，52 岁。1989 年 8 月 15 日初诊。素体肥盛，多湿多痰，胸部堵闷憋气，自汗淋漓，心律不齐，血压 25/14kPa。心电图提示Ⅱ度房室传导阻滞，偶发早搏，经用西药潘生丁、消心痛等，症情略有好转，但憋气胸闷不除，下肢略有浮肿。舌胖苔腻，边有瘀点，脉沉细结代。证属心阳不振，停瘀积饮，不能温养心脉，胸阳被遏所致。治宜温阳化饮，宣痹通络。方药：茯苓、桂枝、白术各 15g，党参、丹参各 10g，菖蒲、郁金各 6g，甘草 4g。服药 3 剂，胸痞得减，自汗消失，原方继服10剂，血压18.6/10.4kPa，心电图复查，房室传导阻滞消失，早搏亦未听到。

按 苓桂术甘汤所治房室传导阻滞者，其病机当属中医之心阳虚弱无力鼓动气血运行，致使气滞、饮停、血瘀，从而出现胸闷憋气，心悸气短，自汗肢肿等症。苓桂术甘为温阳化饮，健脾利水之主方，根据患者兼证参以党参、丹参、菖蒲、郁金等益气通脉化瘀开窍之品，使心阳振奋，诸症遂除。

4. 病态窦房结综合征

周某某，女，67岁。1994年3月5日初诊。自述心悸、胸闷气短、头晕已10余年，经我院西医门诊、心电图等检查，确诊为"病态窦房结综合征"。期间，经中、西医治，病情时轻时重，未见根本改善。近半月来，胸中似有一股气往上冲，心中悸动不安，已晕倒2次，特来门诊求治。诊：患者面色少华，舌淡胖，脉搏沉迟无力（46次/分），心下悸动不安，气上冲胸，头晕，吐痰清稀量多，综合脉症，辨为痰饮病——水气凌心。治法温化痰饮、振奋心阳、活血以通心脉。方选苓桂术甘汤加味：茯苓30g，桂枝10g，白术15g，当归15g，川芎12g，五加皮12g，炙甘草10g，服5剂。3月12日复诊，病症稍见减轻，脉舌如前，上方加红景天10g，仙灵脾12g，服5剂。3月20日三诊，患者诸症明显好转，脉略迟缓（51次/分），效不更方，继续以上方再服10剂。4月6日四诊，患者心悸、气上冲胸，头晕诸症基本消失。舌淡、脉缓细（56次/分），继续以上方共服30余剂，以资巩固。随访至今，仍然健在（年近80岁）。

按 本例患者，西医学诊断为"病态窦房结综合征"，根据中医辨证，实属心脾阳虚之痰饮水气凌心之证。只要病机属于心脾阳虚，痰饮为病者，均用苓桂术甘汤加减投之。另据兼证，加川芎、当归以活血通脉；仙灵脾、红景天、五加皮以振奋少阴心肾之阳。该案辨证准确，用药恰当，故而获效。仲圣"病痰饮者，当以温药和之"之训妙难尽述。

二、心血管神经官能症

心血管神经官能症是以心血管疾病的有关症状和神经过敏为主要表现的临床综合征，属于功能性神经症的一种类型。临床上无器质性心脏病的证据，多见于更年期妇女。该病属中医学"胸痹"范畴，中医学认为本病的形成常与心胆气虚、肝郁气滞、心脾两虚、心阳不振、水饮内停、心血瘀阻等因素有关。除心脏本身气血阴阳失调外，还和肝、胆、脾、胃、肾的功能失调有关，而情志因素如精神刺激、事不遂愿或恼怒忿恨等是主要的诱发因素。

【临床应用】

陈景堂以苓桂术甘汤合四物汤加龙骨牡砺〔处方：茯苓、白芍各20g，当归、白术各15g，炙甘草、桂枝、川芎各10g，熟地30g，龙骨（先煎）、牡蛎（先煎）各40g。心前区痛甚者加丹参10～15g，心率过速者加苦参15g，肌肉痛甚者加葛根30g〕治疗心血管神经官能症47例，其中男17例，女30例，年龄20岁以下9例，21～30岁21例，31岁以上17例，病程由3个月到2年不等。结果：显效28例；有效13例；无效5例。

【病案举例】

罗某，女，21岁，银行职员，1994年2月12日就诊。心前区持续数秒刀割样疼痛半年，自述半年前因失恋，每当情绪波动时，觉心前区刀割样痛伴心悸、失眠，在南方医院确诊为"窦性心动过速，心脏神经官能症"，经用普萘洛尔、安定等治疗不效转求中医治疗。查心率142次/分，律整，第一心音亢进，面色㿠白，舌暗红、脉细数。治拟苓桂术甘汤合四物汤加龙骨牡蛎水煎，日1服，服上方5剂后觉睡眠好转，心电图检查正常。守上方服21剂痊愈，随访半年，无复发。

按 该案患者每于情绪波动之时发病，情志不舒，肝气郁滞而疏泄失职，胸阳不展，血脉失和，心血瘀阻，心神失养而发病。故治以行气解郁，活血化瘀通络为主，兼益气、养血、舒肝、滋阴、化痰。故选用苓桂术甘汤温补心脾之阳气，兼化痰饮；四物汤养血滋阴，龙骨、牡蛎镇惊安神。

三、心绞痛

心绞痛是指冠状动脉供血不足，心肌急剧、暂时缺血与缺氧所引起的以发作性胸痛或胸部不适为主要表现的临床综合征。其特点为阵发性的前胸压榨性疼痛感觉，可伴有其他症状，疼痛主要位于胸骨后部，可放射至心前区与左上肢，常发生于劳动或情绪激动时，每次发作3～5分钟，可数日一次，也可一日数次，休息或用硝酸酯制剂后消失。本病多见于男性，多数患者在40岁以上，劳累、情绪激动、饱食、受寒、阴雨天气、急性循环衰竭等为常见的诱因。冠心病心绞痛属于中医学"胸痹"、"真心痛"范畴，关于其病机《金匮要略·胸痹心痛短气篇》中述"夫脉当取太过不及，阳微阴弦，即胸痹而痛，所以然者，则其极虚也。今阳虚知在上焦，所以胸痹、心痛者，以其阴弦故也"。由此可见，"阳微阴弦"当为其病机，即胸阳不足，痰饮血瘀等阴邪上乘阳位而发胸痹、心痛之症。

【临床应用】

吴同启以通阳宣痹法用加减苓桂术甘汤（基本方：茯苓15g，桂枝12g，橘皮10g，枳壳10g，毛冬青10g，红花10g，山楂10g，甘草6g。加减法：阳虚明显者加淫羊藿、紫石英、黄芪；阴虚明显者加沙参、麦冬、五味子；痰湿偏胜者加半夏、瓜蒌、薤白；瘀血偏盛者加川芎、三七、水蛭）治疗冠心病心绞痛60例，结果显示，加减苓桂术甘汤治疗冠心病心绞痛可降低血液黏稠度、调整血脂、改善心功能，从而提高冠状动脉灌流量，改善心肌缺血，对心绞痛有效。临床观察结果还表明，通阳宣痹法疗效要优于一般单纯的活血化瘀法。

谭树兴以苓桂术甘汤加味（药用茯苓30g、桂枝15g、白术25g、甘草10g、丹参25g、半夏10g、鸡血藤25g、黄芪30g，水煎服，每日1剂）治疗冠心病心绞痛20例，结果显效（服药10剂，症状消失，心电图正常者）12例；有效（服药15剂，症状明显改善，心电图示缺血改善，室早减少者）7例；无效（服药20剂以上，症状，心电图无改变者）1例，并认为对血虚的患者可加当归，阳虚患者加大桂枝用量，阴虚患者加白芍、麦冬，瘀血甚者多用丹参，以达阴阳平衡之目的。

【病案举例】

1. 金某，男，62岁，1971年3月2日初诊。患冠心病已7年，近半年来心绞痛发作频繁，胸痛彻背，痛自肩臂内侧循至指端，常感胸闷，心悸，痰多白沫，气短，纳差，下肢浮肿，畏寒重，舌胖润苔白腻，脉滑。证属心肾阳衰，胸阳痹阻。宜温阳化霾，通痹活络，方用苓桂术甘汤合枳实薤白桂枝汤加减：附子9g（先煎），桂枝9g，茯苓15g，白术12g，全瓜蒌15g，薤白9g，厚朴9g，丹参30g，桑枝30g，甘草6g。煎服7剂后，胸闷，心痛，痰饮，浮肿均减少，但仍畏寒。原方加干姜4.5g，党参12g，黄芪12g，连服2个月，心绞痛消失，随访1年未发。

按　姜春华教授说："心绞痛，古称真心痛。本案为心肾阳衰，寒痰停滞，胸阳痹阻，经脉不通而致，用温阳益气法以化痰饮兼畅血行。"方用附子、桂枝、党参、黄芪温阳益气，合苓桂术甘汤以化痰饮，合枳实薤白桂枝汤以温通胸阳，合丹参以畅血行，加桑枝通痹活络，后加干姜以回阳救逆。

2. 刘某，男，45岁，1987年6月3日初诊。患胸痛、心悸半年余。心电图提示心肌受损。胆固醇7.75mmol/L，甘油三脂29.7mmol/L。诊为冠心病、高脂血症。服西药2月余，疗效不显。刻诊：心前区闷痛，有压迫感，阴雨天明显，背恶寒如掌大，伴心悸、气短、头晕、乏力、纳差、口渴不欲饮、饮多则悸甚，颜面浮肿，舌淡苔白滑，脉沉细弦。水气凌心之证。苓桂术甘汤出入。药用茯苓15g，桂枝、白术、炙甘草、五味子各10g，丹参30g，党参20g，全瓜蒌15g，山楂15g，以此方加减治疗3月余，上症基本消失，复查心电图及血脂均正常。后以该方加杜仲、桑寄生调理，随访1年未复发。

按 对该案患者治疗主要以化痰降浊、活血通络、通补兼施为法，方用苓桂术甘汤温阳化饮，加人参、五味子益气敛阴，丹参、瓜蒌、山楂活血化瘀。全方温而不热，中正平和，共奏温阳化饮、活血化瘀之功，体现了以补为通，以通为补，通补兼施的辨证论治特点。

3. 王某，男，68岁，于1996年4月15日就诊。阵发性胸痛、心悸1年余。1年多来常于劳累或生气后出现胸骨后疼痛，伴心悸、胸闷，每次发作约10分钟，查形体肥胖，舌质淡，边有齿痕，舌苔薄白，脉沉迟。诊为胸痹，给予苓桂术甘汤加半夏治疗。处方：茯苓30g，桂枝20g，白术20g，甘草10g，半夏15g。每日1剂，水煎服。服药3剂心绞痛每日1~2次，5剂后症状消失，又服5剂心电图检查正常。

按 经云"肥人多痰湿"，本案患者形体肥胖，系痰湿内盛之人。痰湿属阴邪，易袭心胸阳位，使清阳不展，心脉闭阻而发病。治宜苓桂术甘汤温阳健脾，利湿化痰；酌加半夏加强温化痰饮之功；用药精当，故能奏效。

4. 罗某某，男，54岁，1998年10月15日初诊，患者常因情志不畅、胸闷痛时作、怔忡不宁、纳呆、膀胀。经常口服扩冠西药，效果不佳，近日加重。诊见：舌质暗、边有紫斑、苔白腻、脉结代。心电图ST段下移、室早，肺正常。诊断为冠心病心绞痛，证属中医学"胸痹、心痛"。治以苓桂术甘汤加味，药用茯苓30g、桂枝10g、白术25g、甘草10g、鸡血藤20g、丹参20g、半夏10g、黄芪30g，水煎服，每日1剂。患者服药6剂后心痛止、饮食渐增、时有心悸。上方继服5剂后，症状消失，心电图正常，其病遂愈。

按 冠心病心绞痛多为心脾同病，生理上，心主血脉、脾统血、互为影响。病理上虽多是血虚表现，但心脾以阳为用，一旦阳气不足就要聚湿生痰，血运不畅而络脉阻滞，阳气不伸而心脉瘀阻，故发心痛。苓桂术甘汤有温阳化痰、振奋心脾阳气之功。配丹参、鸡血藤以活血化瘀，半夏燥湿化痰，黄芪补益心脾之气，共使湿祛饮化、活血化瘀而通脉。脾主健运、心脾和调而心痛止。丹参、半夏、黄芪能改善循环，增加冠流量，控制室早、改善心肌缺血。

5. 患者，男，52 岁，主因间断性胸闷气短、胸痛 5 年，加重 8 天，于 1999 年 6 月 3 日入院。5 年来，常服消心痛、复方丹参滴丸维持治疗，不能从事一般活动，上楼或骑自行车则出现心悸，时有头晕。近 8 天出现心前区疼痛发作频繁，每次发作约 3～5 分钟，口服硝酸甘油或自行缓解。查：T 36.2℃，P 70 次/分，R 24 次/分，BP16/9.33kPa。心界不大，律规整，心音低钝，双下肢水肿，心绞痛发作时心电图示：V_3～V_5T 波倒置，静息时正常。胸片示：心肺未见异常。中医见症：面色㿠白无华，形体虚胖，下肢水肿，大便略溏，舌质淡红，苔薄白腻，脉沉弦。西医诊断：冠状动脉粥样硬化性心脏病；劳累性心绞痛。中医诊断：胸痹。证属脾阳不振，水气上泛。治疗当温阳化饮，予苓桂术甘汤加味：茯苓 15g，白术 12g，桂枝 10g，甘草 6g，半夏 10g，陈皮 10g，丹参 30g，檀香 10g，郁金 15g，水煎服，每日 1 剂。配合西药营养支持疗法，服药 7 剂，患者自觉良好，疼痛发作次数明显减少，连用本方 30 余剂，上症基本消除。继以原方调治 2 个月，患者已能正常工作，观舌质淡红，苔薄白，脉沉细，予归脾丸善后调理 3 个月，病未复发，心电图检查正常。

四、心包炎

心包炎为心包脏层和壁层的炎症，可由细菌、病毒、自身免疫、物理、化学等因素引起，是某种疾病表现的一部分或为其并发症，其中以结核性、化脓性、病毒性和非特异性最为常见。其发病可急可缓，多数有发热、食欲不好、无力等全身中毒症状。早期症状主要为疼痛，痛多位于胸骨下，可为锐痛、钝痛或胸部紧迫感，随着渗出液积聚，疼痛可减轻或消失。心包渗液大量时可导致心脏压迫症状。体征方面常见心脏中等度以上增大，心尖搏动减弱，心音遥远、奔马律、肝脏增大、腹水、下肢浮肿、颈静脉怒张、奇脉、脉压变小、颈静脉吸气时扩张，肝－颈静脉回流征阳性。治疗多从原发病入手，如心包大量积液影响呼吸及心脏功能时应行心包穿刺抽液，至形成缩窄性心包炎时，应施行手术治疗。《金匮要略·痰饮咳嗽病脉证并治》曰："咳逆倚息，短气不得卧，其形如肿，谓之支饮"，按临床症状，本病可归属中医学支饮、心悸、喘证等范畴。

【临床应用】

陈超以苓桂术甘汤加味（胸闷甚加瓜蒌、白芥子；喘甚加葶苈子、大枣；水肿甚加泽泻、车前子；心悸甚加胆星、磁石等）治疗渗出性心包炎效果较好。

姚远林以苓桂术甘汤合己椒苈黄丸治疗心包积液 28 例,结果示治愈和显效病例主要是结核性心包炎和肺心病并发的心包积液,而用复方治疗效果较用穿刺术治疗稳定,没有反跳现象。对原发病严重而继发的心包积液则效果差。

【病案举例】

1. 患者徐某,男,67 岁,因心悸喘息、胸前疼痛 1 周而于 1989 年 2 月 2 日入院。患者 1 周前劳累、受寒后心慌、胸前胀痛不适、气喘、张口抬肩,尿少、跗肿、纳差、乏力,舌淡紫、苔白腻、脉乍沉乍浮。查体:不发热,P92 次/分,BP15.7/12kPa,神清、唇绀、颈静脉充盈,两肺呼吸音略粗,心尖搏动消失,心影向两侧扩大,HR92 次/分,心音遥远。腹平软、肝肋下 3cm,质中等,肝颈返流征(+);腹水征(-);双下肢可凹性浮肿,神经系统(-)。心电图示"窦性心动过速、低电压,心前导联段呈弓背向下抬高";胸片示"心影增大呈烧瓶状,肺血管无充血征";心 B 超示"心包积液"。而拟诊为急性心包炎(渗液性);冠心病。中医辨证为痰饮内停、阻遏心脉之心悸、悬饮。治予苓桂术甘汤加味:茯苓 30g,川桂枝 6g,焦白术 30g,炙甘草 10g,葶苈子 15g,泽泻 15g,全瓜蒌 30g,红枣 10g,生姜 3 片,水煎服,日 1 帖。上方为主加减治疗 11 天(另予青霉素 480 万单位、地塞米松 10mg 加入葡萄糖液 250ml 中静脉滴注,日 1 次,共 1 周),临床症状逐级缓解,复查心 B 超示"心包积液消失",心电图示"窦性心律、T 波低平",好转出院,继服苓桂术甘汤加味十余剂,追访 1 年,未见复发。

按 中医学认为,本病属于饮邪为患,究饮之由,不外内外之因。内为阳气不足,外为水湿浸渍。故以苓桂术甘汤温化浊阴,分消饮邪,葶苈子、泽泻、全瓜蒌泻肺化痰平喘,另加红枣、生姜增强健脾化饮之力。

2. 彭某,女,28 岁。患者于 40 天前无明显诱因而出现胸闷,心悸,气短,上腹部胀满。查体:心音低钝,心前区可闻及心包摩擦音。B 超提示:心包积液(量中等)。患者 3 年前有肺结核病史。诊为结核性心包积液。给予常规抗痨治疗:泼尼松片 40mg,每日 1 次口服;穿刺抽液 1 次。经 40 天治疗,B 超复查,积液量同前,乃请会诊。查患者舌质淡,苔白,脉细。诊为胸阳不振之饮证。处方:茯苓 20g,桂枝 15g,白术 15g,猪苓 10g,大腹皮 10g,太子参 10g,甘草 10g。服 7 剂后,积液全部吸收。再服 15 剂,并经抗痨治疗 1 年病获痊愈。随访 2 年未复发。

按 本例患者系属结核性渗出性积液,仍归属中医饮证范畴。饮证形成多由中焦阳虚,不能温阳化水,以致水饮内停,水气凌心射肺而致,治当温阳利水。故方用苓桂术甘汤温阳化气,培中渗湿;加猪苓、大腹皮增加利水之力;太子参益气补中,助化湿。方证相符,故用之有效。

3. 梁某,女,56岁。因"右乳房肿块3月,胸闷气促不适2周"于1997 - 12 - 22日入院。诊见:患者神疲体倦,颜面浮肿,恶心呕吐,胸闷气促,动则尤甚,纳差,双下肢浮肿。舌质瘀暗,苔薄白,脉细涩。体查:半坐卧位,R28次/分,右乳房肿块约5cm×4cm,质硬固定,右锁骨上淋巴结2cm×3cm,右腋下淋巴结约6cm×5cm。活检为转移性癌。心脏超声提示:心包大量积液。西医断为右乳腺癌"IV期",急性心包填塞。中医诊断为乳癌(气阴两虚,痰湿内阻)。治宜益气养阴,除痰化湿。方用生脉散合苓桂术甘汤加减。处方:太子参、丹参、鸡血藤、猪苓各30g,炙甘草、桂枝、法半夏、五味子、山慈菇各10g,麦冬、桃仁、白术各15g。每天1剂,水煎,早晚2次分服。因病情危急,心包填塞体征明显,在彩超定位后行心包穿刺术,抽出血性液体约550ml,心包腔内注入顺铂40mg。术后心包积液送检涂片见有腺癌细胞。经治疗后诸症明显好转。再予全身化疗方案(CTX、ADM、5 - Fu),中药以陈夏六君子汤,苓桂术甘汤加减交替使用及对症治疗,经近2个月治疗后,心包填塞症状消失,肿瘤明显缩小。

按　本案患者心包积液为肿瘤所致,其病机为正气亏虚,水毒凌心所致。治疗上针对久病气阴两虚之本、水毒凌心之标选用生脉散合苓桂术甘汤以益气养阴,健脾化湿;加丹参、鸡血藤、桃仁活血化瘀,山慈菇化湿毒、降浊。但当心包填塞甚至危及生命时,应立即穿刺抽液,并于心包腔内注入细胞毒化疗药物如氮芥、丝裂霉素、顺铂等,不可盲投此方。

4. 傅某,男,65岁,1997年2月12日初诊。肺癌术后半年,动则气急,畏寒,口干微咳,大便不调,舌暗红,苔少,脉细弱。B超检查提示:心包积液。证属心阳不足,气阴两伤。治宜温阳活血,益气养阴。予苓桂术甘汤加味。处方:茯苓20g,桂枝6g,炒白术15g,甘草6g,黄芪30g,太子参15g,北沙参20g,泽泻10g,丹参10g,葶苈子10g,紫河车10g,薏苡仁30g,黄精10g。每日1剂,水煎服。加减服药18剂后,诸症明显减轻。B超复查,积液较治疗前明显减少。继以养阴补肾法为治,服药半月后,好转停药。

按　上案患者肺癌术后半年,气阴两虚、心阳不足、瘀血内阻症情明显。治疗上本益气养阴、温补心阳、活血化瘀原则,选用苓桂术甘汤、薏苡仁温阳健脾培中，黄芪、太子参、沙参、黄精益气养阴，紫河车大补元气，泽泻、葶苈子专为停饮之实邪所设。全方配伍周密，故用之有效。

五、心肌炎

心肌炎是指心肌本身的炎症病变，可由感染细菌、病毒、螺旋体、立克次体、真菌、原虫等引起，也可由过敏、变态反应、化学、物理、药物等引起，近年以病毒性心肌炎常见。其病理改变为心肌细胞或间质局限性或弥漫性炎性浸润，心肌变性坏死，瘢痕愈合。该病属"心悸"、"胸痹"范畴，存在不同程度的胸阳不足，水湿痰饮乘袭阳位的指征，因此治疗上，亦可选用温阳化饮的苓桂术甘汤加减治疗。

【病案举例】

1. 某男，30岁，2003年8月12日初诊。因感冒而心悸气短，动则尤甚，伴头晕目眩，胸痛憋闷，胸胁胀满，畏寒肢冷，舌质淡红，苔白滑腻，脉结代。听诊心率42～50次/分，心律不齐，心音弱，心电图示：房性早搏，I度房室传导阻滞，ST－T改变。诊为病毒性心肌炎。证属心阳不振，痰饮内停，心脉瘀阻。治宜温通心阳、活血涤饮。苓桂术甘汤加人参、附子、五味子各10g，麦冬、丹参各30g，远志6g，石菖蒲10g，水煎服，每日1剂。连进10剂，诸症减轻；继服20剂，心电图复查提示：基本正常。

按　本例患者有畏寒肢冷，舌质淡红，苔白滑腻，脉结代等症状、体征，属阳虚水饮为患所致。阳弱气虚，不能温煦，故见畏寒肢冷；痰饮内阻胸膈故见胸痛憋闷，胸胁胀满；苔白滑腻，脉结代为痰湿为患指征。因此选用温阳化气行水的苓桂术甘汤振奋胸阳，化除水饮；另加附子加大温阳之力，生脉散益气养阴，丹参活血化瘀，远志、石菖蒲化痰开窍安神。

2. 杨某，女，18岁。1989年3月18日初诊。感冒后，心悸气短，胸痛憋闷，纳呆腹胀，脉搏不整，脉率缓慢，心率42～50/分，心电图提示心动过缓，偶发早搏，西医诊断为病毒性心肌炎，经用抗病毒药及抗心律失常药治疗未效，转来我处治疗。诊得舌胖苔薄，边有齿痕，脉象细涩，证属心阳不足，病毒余邪留恋不化，治宜温阳益气，兼清病毒余邪，方拟苓桂术甘汤加味。茯苓、桂枝、白术、甘草、党参、丹参、苦参各10g，板蓝根30g。药进4剂，诸症减轻，继服4剂，诸症悉除，心电图复查正常。

按　本症属心阳不振，病毒余邪留恋不化而致，法当温阳益气，清理余邪。上方中苓桂术甘温阳通脉，党参、丹参益气活血，苦参、板蓝根抗病毒，诸药合用使阳气充沛，血脉温煦，病毒余邪得化，诸症悉平。

3. 林某，男，26 岁，教师。2000 年 2 月 20 日就诊。患者于 1999 年 12 中旬感冒发热头痛，经口服维 C 银翘片，症状好转，后又反复 2 次，均口服感冒药而好转。2 月份起出现心悸气短，胸部憋闷，未引起注意。近 4 天来发现脉搏跳动缓慢不齐，52 ~ 58 次/分。心率 58 次/分，心律不整，心音低钝，心尖区可闻及 2 级收缩期杂音。胸透心脏不大。心电图示窦性心动过缓，房室传导阻滞，交界性逸搏心律。诊断为病毒性心肌炎，房室传导阻滞。心悸气短，胸部憋闷，活动或劳累时显著加重。伴有面色苍白，自汗畏风，精神不振，身倦乏力，手足冷凉（手冷至肘，足冷至膝）等症，舌质淡嫩苔白，脉沉迟无力而结。心阳不足，心气虚弱。治法：温通心阳，补益心气。茯苓 10g，肉桂 10g，白术 10g，炙甘草 10g，党参 20g，莲子肉 10g。服药 6 剂，心悸气短、胸闷自汗等症减轻，手足转温，脉搏增至 68 次/分，与治前心电图比较房室传导阻滞消失。继服 21 剂，期间复查心电图 3 次均属正常。其他症状也逐步好转。嘱其患者避免重体力活动，预防感冒，调摄饮食，以求早愈。

按 治疗病毒性肌炎一般多用银花、连翘、黄芩、黄连、板蓝根、大青叶等清热解毒之品，但本例患者在病变过程中却表现出来一派气虚征象。经云：虚则补之，实则泻之，故治疗本例患者用苓桂术甘温通不足心阳；党参、莲肉补益心气。通过扶正以达到祛邪目的，正气复则邪气退，心阳得通，心气得助，心脏传导及其他症状逐步好转。

4. 郑某，女，19 岁，1998 年 5 月 1 日初诊。1 个多月前因患心肌炎，经用肌苷针及激素治疗，症状一直未能控制而邀余会诊。症见：胸闷、心悸、气短、动则尤甚，纳差，时有泛呕，舌质淡，舌苔薄白，脉结代。诊断惊悸，给予苓桂术甘汤加干姜、苦参治疗。处方：茯苓 20g，白术 15g，桂枝 15g，甘草 20g，干姜 15g，苦参 30g。水煎服，每日 1 剂。服药 4 剂，症状即减轻。心电图示：偶发室性早搏。连服 14 剂后症状全部消失，心电图检查正常，病告痊愈而出院。

按 本例为风寒外袭，寒邪内侵，损伤阳气，阳虚失运，气不化水，聚湿成饮，上犯心位，扰乱心神而致。治疗选用苓桂术甘汤健脾化湿，温阳蠲饮，加干姜增强温脾之功，合苦参能抗心律失常，俾中阳旺，水饮除，惊悸定而病痊愈。

六、心肌病

心肌病通常指病因不能明确的心肌疾病，称特发性心肌病，主要为扩张型心肌病、肥厚型心肌病、限制型心肌病和致心律失常型心肌病。其中以扩张型心肌病和肥厚型心肌病较为常见。临床有胸闷、胸痛、心悸、呼吸困难、乏力等症状。本病属于中医学"胸痹"、"心悸"等范畴，凡病机属心阳不足，痰饮内停者皆可选用苓桂术甘汤加减论治。

【病案举例】

李某，男，32岁，1998年9月12日就诊。主诉：胸闷，心悸2年。经查心电图示：①双侧心室肥厚、劳损；②左前分支传导阻滞。X线示：心脏向两侧扩大。心脏超声示：双侧心室腔增大，室壁变薄；诊为心肌病，在本院住院治疗月余无效，改中医诊治。刻诊：胸闷，心悸，动则尤甚，乏力，双手发凉，纳差，便溏，双下肢水肿，小便短，舌质淡，苔白厚，脉沉。诊为：①惊悸；②水肿。给予苓桂术甘汤加黄芪30g，陈皮15g，连续用药半月后，症状全部消失而出院，出院后常服丸药巩固（丸药由苓桂术甘汤加黄芪、陈皮自制），随访至今，能从事一般体力劳动。

按 本例患者证情之本当属脾阳虚弱，标为水饮之邪为患。脾土阳气不足，运化失权，聚湿成饮，饮犯胸中故见惊悸，溢于肌肤则水肿。其治宜温阳健脾，渗湿除饮。用苓桂术甘汤加黄芪以增加健脾益气之力，陈皮行气化痰，全方温而不燥，补而不滞，攻而不伤，故收捷效。

七、风湿性心脏病

风湿性心脏病简称风心病，是指由于风湿热活动，累及心脏瓣膜而造成的心脏病变。表现为二尖瓣、三尖瓣、主动脉瓣中有一个或几个瓣膜狭窄和（或）关闭不全。患病初期常常无明显症状，后期则表现为心悸气短、乏力、咳嗽、肢体水肿、咳粉红色泡沫痰，直至心力衰竭而死亡。有的则表现为动脉栓塞以及脑梗死而死亡。本病多发于冬春季节，寒冷、潮湿和拥挤环境下，初发年龄多在5~15岁，复发多在初发后3~5年内。中医学认为风湿性心脏病多属于"怔忡"、"喘证"、"水肿"、"心痹"等范畴。其病机主要是风寒湿邪内侵，久而化热或风湿热邪直犯，内舍于心，乃致心脉痹阻，血脉不畅，血行失度，心失所养，心神为之不安，表现心悸、怔忡，甚而阳气衰微不布，无以温煦气化，而四肢逆冷，面色㿠白，颧面暗红，唇舌青紫。水湿不化，内袭肺金，外则泛溢肌肤四肢或下走肠间，见浮肿，咳嗽气短，胸闷脘腹痞胀，不能平卧等症。

【临床应用】

赵伟东以苓桂术甘汤加味［组成：茯苓 30g，桂枝（后下）10g，白术 10g，炙甘草 10g，党参 30g，黄芪 30g，煅牡蛎（先煎）30g，白芍 10g，浮小麦 10g。阳虚较甚加附子 10g；脾虚加莲子 12g，山药 15g；汗出不止加麻黄根 10g］治疗风湿性心脏病自汗症 41 例。结果：治愈 28 例，好转 9 例，无效 4 例。总有效率 90.24%。

【病案举例】

1. 陈某，女，40 岁。1997 年 4 月 11 日入院。劳力性心悸，气促，伴全身汗出、乏力、纳呆 3 个月余。心内科诊断：①风心病；②二尖瓣狭窄；③心房颤动；④心功能 4 级。经强心、利尿、扩血管及球囊扩张术后，心功能改善出院，但全身汗出改善不明显。又因心悸、气促再次入院。给予强心、利尿、扩血管治疗，心功能改善，但自汗、乏力及纳呆仍无明显改善。刻诊：舌质淡，苔白，脉沉细结代。中医辨证：气虚证。方用苓桂术甘汤加味。药物组成：桂枝（后下）10g，茯苓 30g，党参 30g，白术 10g，白芍 10g，炙甘草 10g，煅牡蛎（先煎）30g，黄芪 30g，党参 30g，山药 15g。每日 1 剂，水煎服。7 日后全身汗出已止，乏力症状明显改善，纳可。

2. 患者，男，75 岁，2007 年 5 月 29 日初诊，患风心病 20 余年，近 10 余年来反复发作房颤，甚则心衰，平时服用地高辛、氢氯噻嗪、消心痛等强心利尿扩冠治疗，情况尚稳定。近日因天气变化及身体劳累而出现胸闷，喘憋不能平卧，双下肢中度水肿，心率 40~50 次/分，其人颜面发绀，颈动脉搏动明显，舌淡黯而多津，苔薄腻，脉结，两寸脉偏上浮弦，右关脉浮大无力，右尺浮弦长无力，此为痰饮作祟，处方苓桂术甘汤合五苓散。方药组成：茯苓 30g，猪苓 15g，泽泻 15g，桂枝 15g，白术 15g，炙甘草 6g，党参 10g，麦冬 10g，五味子 3g，生姜 3 片。服 10 剂后复诊，患者自觉胸闷喘憋明显缓解，已能平卧，水肿明显减轻。走动不用人扶持。效不更方，至 2007 月 6 月 18 日止共服用 20 剂，一切正常。

按 本证心阳虚衰，阳气不化，水饮内停，妨碍升降之气，诸症迭生，水饮犯肺，肺气不利，短气而喘，咳吐清稀泡沫痰涎量多。阳主昼，阴主夜，本阳衰阴盛，昼则阳尚能制饮故病轻，入夜邪益盛阳气愈虚，故常于寐中憋醒咳喘端坐，中阳不运，阳气不化，小便不利，饮去无路，犯于上则咳喘，停于下则肢肿。

3. 李某，女，29 岁，工人，2000 年 2 年 13 日诊治。患风湿性心脏病二尖瓣狭窄 6 年，平素因感冒或劳累多次反复。现因劳累病性骤剧，心悸不已，面唇紫青，稍动则气喘吁吁，咳吐清稀泡沫痰涎，量多，夜寐不能平卧，常于寐时憋醒咳喘端坐，两下肢显著浮肿，按之没指，小便不利，四肢厥冷，舌质淡肿嫩苔白，脉沉细数弱。证属心阳虚衰，水饮泛滥。予温阳化饮，温补心阳。茯苓 25g，肉桂 15g，白术 15g，炙甘草 10g，莲肉 15g，党参 50g，猪苓 20g，桂枝 15g，红参 10g。服药 15 剂，小便续通，尿量增多，咳喘减轻，浮肿渐消。再进 30 剂病情改善，改为参苓白术散 6g 冲服，日 3 次，病情稳定。嘱其预防感冒，注意休息。疗效巩固，停药 1 年再未反复。

按 本案病证属心阳虚衰，阳气不化，水饮内停，妨碍气机升降所致。《金匮要略心典》谓："气为多抑则短，欲引其气，必蠲其饮。饮，水类也，治水必自小便去之。"方中以苓桂术甘益土行水；桂枝、甘草温通心阳；四君子补益心气；五苓散化气利水，使饮邪从小便出；红参大补元气，复脉固脱；莲肉补脾益肾涩精，养心安神；诸药合用饮邪去阳得复，气机升降如常，诸症悉平。

4. 郁某，女，34 岁。1989 年 10 月 22 日初诊。患风湿性心脏病十余年，反复出现心悸气急，近 1 周来，气急加重而入院。检查：面晦暗，唇发绀，心率 132 次/分，心律不齐，心尖区可闻及二级吹风样收缩期杂音，心电图提示：①风湿性心脏病、二尖瓣闭锁不全；②房颤；③偶见室性早搏，用过西药少效。邀余会诊，舌苔薄腻有紫瘀，脉细数有结代，睡时用高枕，头眩心悸胸闷，气短息促，咳嗽痰稠，下肢浮肿，活动后加剧，证属心阳衰微，痰饮停滞所致。治宜温阳化饮，祛痰导滞。方药：茯苓、桂枝、白术、甘草各 10g，防己、苏子、莱菔子各 12g。服药 3 剂，心悸气短得减，继服 5 剂，脉数得靖，肢肿亦减，原方去防己、莱菔子、苏子，加太子参、丹参、黄芪各 10g，再服 5 剂，诸恙得平，康复出院。

按 本例病情较为复杂，既有气短，心悸，脉结代，唇发绀，下肢浮肿等心阳衰微症状，又有头晕胸闷，咳嗽痰稠，痰饮停滞征象。本症符合《伤寒论》第 67 条原文："伤寒若吐若下后，心气逆满，气上冲胸，起则头眩，脉沉紧……，茯苓桂枝白术甘草汤主之。"故以苓桂术甘振奋心阳，再加防己消肿祛湿，苏子、莱菔子祛痰导滞，标本兼顾而收桴鼓之效。

5. 张某，女，49 岁，1975 年 12 月 5 日初诊。俯首工作稍久则面足俱肿。脉软，舌淡，色不鲜。某医院诊断为风湿性心脏病合并心衰。证属心肾阳虚，方用苓桂术甘汤加减：淡附子 6g，桂枝 9g，茯苓 9g，白术 9g，连进 5 剂。心衰改善，肿退症缓。

按 据现代药理研究，附子、桂枝同用具有强心及促进血液循环功效。本案病机为心肾阳虚，故用附子补火助阳，并助苓桂术温阳化饮。

八、高血压

高血压病是指在静息状态下动脉收缩压和（或）舒张压增高（≥140/90mmHg），常伴有脂肪和糖代谢紊乱以及心、脑、肾和视网膜等器官功能性或器质性改变，是心血管疾病死亡的主要原因之一。本病多属中医学"眩晕"、"头痛"范畴，辨证多属肝肾阴虚、肝阳偏亢，然亦有脾肾阳虚、水饮上犯清窍所致者，苓桂术甘汤可切中此病机，往往获良效，临床当以详查。

【病案举例】

1. 秦某，女，49 岁，1997 年 11 月 21 日就诊。患"高血压病"已 3 年，血压最高达 25/13.5kPa。经常服用复方降压片、硝苯吡啶等。刻诊：精神萎靡不振，面色晦暗，畏寒怕冷，血压 24/13kPa，舌体胖大，舌苔薄白滑润，脉沉细。诊为眩晕，给予苓桂术甘汤加泽泻治疗。处方：茯苓 30g，白术 20g，桂枝 15g，甘草 10g，泽泻 20g。水煎服，每日 1 剂。服药 2 剂后精神明显好转，自觉全身有一种温暖感觉，血压降至 20/12kPa，连服 10 剂头晕消失，身体轻爽，脉沉有力，舌苔正常，血压 18/11kPa，嘱其每周服药 2~3 剂，坚持半年，随访至今，未再服降压药，血压正常。

按 本例一派脾阳虚衰、水饮内停之象，治宜健脾益气，温阳蠲饮之法。选用茯苓、白术健脾祛湿、蠲饮化浊，桂枝散寒通阳，甘草调和诸药兼有益气补脾之功，加泽泻利水祛湿，这样使阳气复达，清升浊降，升降有序，血压自然恢复正常。

2. 王某，男，46 岁，1976 年 3 月 2 日初诊。患高血压病已 1 年，每感头目眩晕，读书不能持久，行路不稳，咳嗽痰饮白稀，胃纳呆滞，四肢畏寒，少气乏力，苔白腻，脉弦。证属阳虚不化，痰饮上扰。治宜温阳益气。方用苓桂术甘汤加味：茯苓 12g，桂枝 9g，白术 9g，甘草 6g，制附子 6g，半夏 9g，陈皮 6g，黄芪 15g。连服 14 剂，眩晕愈，随访半年未发。

按 本案属阳虚水饮停滞、痰饮上扰而致血压升高、头目眩晕，治疗用温阳益气法，以苓桂术甘汤与芪附加味。方中附子、桂枝与黄芪相配温阳益气，与茯苓、白术共治中焦水饮；加陈皮、半夏加强化痰祛湿之力。

3. 患者，张某，男，50 岁，1999 年 3 月 22 日初诊。患者主诉头晕心动悸已半年，加重 3 天。患有高血压病已 9 年，常因感冒，夜卧不安，情绪刺激诱发头晕不适。近日感冒，致头晕沉重，前来求诊。刻诊：头晕头重，项背强，微恶寒，胸闷，多痰，痰色白而清稀，心悸不安，夜卧易醒，疲倦乏力，口淡不欲饮。舌质淡，舌胖大有齿印，苔薄腻，脉弦滑。查血压 180/102mmHg（23.94/13.56kPa）。胸部 X 线摄片示：左心室肥大。尿液检查有蛋白尿。西医诊为"Ⅱ期高血压病"。中医诊为眩晕，证属脾虚湿盛，痰浊上逆，兼风邪外束。治宜健脾祛湿，化痰降浊，兼疏风解表，方用苓桂术甘汤合二陈汤加减化裁：桂枝、制半夏、苏叶、羌活各 9g，白术、炒枣仁、天麻各 12g，茯苓、党参、桑寄生各 15g，炙甘草、陈皮各 5g，生龙骨 30g。3 剂，日 1 剂，水煎服。服上方 3 剂后症状减轻，血压降至 150/95mmHg（19.95/12.63kPa），续以上方加减调治 9 天，血压再降至 140/90mmHg（18.62/11.97kPa），临床症状消失而愈。

按　本例患者既有痰湿为患，又有脾气虚，还兼有感冒。痰湿感冒为标，脾气虚为本。治当标本兼顾，在治痰湿的同时，还要培补后天之本，使脾气旺则痰自消也。故用苓桂术甘汤、二陈汤健脾利湿，温化痰饮；桂枝、苏叶、羌活、天麻疏风解表，止眩晕以治其标；四君子汤补中健脾益气，使生机旺盛以治其本；酸枣仁养心安神；生龙骨平肝潜阳，镇静安神，收敛浮越之正气；桑寄生补肝肾而降血压。诸药合用，切合病机，故收良效。

九、低血压

低血压病（此指原发性低血压），也有称为神经细胞张力障碍型低血压。除血压低于 12.0/8.0kPa 外，还伴有神经、心血管系统及其他重要脏器（如肝、肾、脑）功能受损的一些症状。本病属中医学眩晕、心悸、虚损等范畴。本病多以正气亏虚为主，虚损重点在心脾两脏。由于五脏相关，气血同源，阴阳互根，若心脾两脏受损日久，常可出现其他脏腑如肝、肾、胆、胃的病变以及心阴虚、心气虚等多种改变，故低血压病的临床症状各异。

【临床应用】

陈洪利、宋锡民以生脉散合苓桂术甘汤加减〔处方：茯苓 15g，人参、麦冬、五味子、桂枝、肉桂、白术、枳壳各 10g，当归 12g，甘草 6g。加减：气虚甚者，加黄芪、黄精各 20g；气阴两虚甚者，减茯苓，加枸杞子、龙眼肉各 12g；阳虚明显者，加制附子（先煎）9g；阴虚火旺者，加炒酸枣仁30g，地骨皮10g〕治疗低血压病68例，结果治愈56例，显效9例，有效3例，总有效率100%。

【病案举例】

王某，女，32岁，1999年10月12日初诊。患者头晕6月，伴心悸、心前区时有隐隐作痛，健忘失眠，食少乏力，经查血常规、心电图、颈椎摄片均未见异常，血压10.7/10.0kPa。西医诊断：低血压病。给予眩晕停口服，每次25mg，每天3次；山莨菪碱20mg、利多卡因60mg，加10%GS500ml静脉滴注，治疗10天无效，转中医诊治。诊见：头晕沉，心悸气短，健忘失眠，体倦乏力，精神不振，舌淡红、苔白，脉沉弱。中医诊断眩晕，证属心脾两虚型。给予生脉散合苓桂术甘汤加味治疗。处方：茯苓15g，人参、麦冬、五味子、桂枝、肉桂、白术、枳壳各10g，当归12g，甘草6g。每天1剂，水煎2次，共取汁600ml，分早晚服。至第8天，血压14.7/10.0kPa，诸症消失。为巩固疗效，减半量继服5天。随访6月无复发。

按　针对本案病机以心脾气虚、阳虚为主，故选用生脉散合苓桂术甘汤益气健脾、养心；并加肉桂鼓舞阳气，壮心阳，温通血脉；当归补血养血；枳壳理气升阳。诸药合用，共奏益气养血、温阳通脉之效。

第三节　消化系统疾病

一、急性胃肠炎

急性胃肠炎是夏秋季的常见病、多发病。多由于细菌及病毒等感染所致。主要表现为上消化道病状及程度不等的腹泻和腹部不适，随后出现电解质和液体的丢失。本病属于中医学"呕吐、腹痛、泻泄"等病症范畴。《景岳全书·泄泻》曰："泄泻之本，无不由于脾胃。"无论是呕吐、腹痛还是泄泻，其病位均在脾胃。

【病案举例】

1. 宋某，男，25岁，1988年6月13日初诊。泄泻2日。2日前劳累后暴食冰冻西瓜，刻诊：大便清稀如水，日10余次，心下悸动，肠间沥沥有声，恶心，饮入即吐，吐物清如涎，脘腹痞满。查大便常规：脓球（++），红细胞（+），舌淡苔白润，脉滑。证属暴饮生冷，寒饮留中，胃失和降，治宜温药和之。苓桂术甘汤加减，药用茯苓20g，白术、桂枝各10g，姜半夏8g，熟大黄6g，甘草6g。服药3剂，呕平泻止，大便正常，惟感乏力、纳差，予香砂六君汤调护而安。

按　本例患者之腹泻乃因暴食寒冷伤及脾胃导致脾胃升降失调、运化失司、水饮停聚肠腑而发生泄泻。治疗针对病因病机采取健脾和胃、化饮之法，方以苓桂术甘温阳健脾、化饮，加姜半夏和胃化痰饮，熟大黄泻下积滞停饮，祛有形之邪；全方共奏健脾化饮、祛湿邪之功。用药3剂后，用香砂六君子健脾益气和胃，固后天之本。

2. 李某，男，60岁，发病前1天进食大量水果，因呕吐食物、清涎数次就诊。伴上腹隐痛，喜按，大便略稀，尿清，舌淡红，苔白腻，尺肤冷，脉缓。苓桂术甘汤加味：茯苓15g，桂枝9g，炒白术15g，甘草3g，藿香9g，生姜汁10滴。1剂后呕吐腹痛均止，尺肤转温，又服1剂精神饮食恢复正常。

按　本案病因乃进食大量水果，损伤中阳，水饮不化，气机逆乱导致呕吐腹痛等病症发生。苓桂术甘汤加藿香、姜汁温中散寒、化饮和胃。如此，寒邪得化，中阳得温，气机调顺，呕痛之症即消。

3. 肖某，女，37岁。泄泻水样大便2天，每日泻4~6次，解大便时稍有下腹疼痛。曾服氟哌酸等西药，泄泻未止。体质素弱，不耐寒凉之药，舌质淡胖，苔薄白，脉缓细弱。苓桂术甘汤加味：茯苓30g，桂枝9g，炒白术、苍术各15g，甘草3g，厚朴10g。1剂后泄泻减至每日2次，又进1剂后，大便成形，每日1次，继以参苓白术散3剂调理善后。

按　本泄泻一案，乃因素体阳虚，小肠不能分清泌浊，水液代谢失常，大肠传导失职致清阳不升，浊阴不降，遂生泄泻。苓桂术甘汤温阳化湿，厚朴温中行气，合用则使中阳得温，水湿得化，小肠能分清泌浊，大肠能传导槽粕，清阳上升，浊阴下降，泄泻自愈。

4. 张某，女，34岁。腹泻3年，间或便结。诉初因寒冷饥饿致肠鸣，饱食荤腥食物后，渐觉腹中雷鸣，脘腹饱胀，随即腹泻，一日十余次，每次腹痛即泻，泻下急迫，泻后痛止，服止泻药可暂安。此后时而肠鸣、痛泻发作无时，尚有时暂愈，仍时时腹中隐痛，溏泻日4~6次，偶泻止后，大便反结。如此反复，屡治不愈。见舌红苔白，脉弦缓。此因寒温失调，饥饱不均，伤及脾胃，故泻利作焉。喜在年少，后天之本虽伤，先天之本未损，生机尚旺，拟健运中阳，佐以活血调气为法，方用苓桂术甘汤化裁：茯苓15g，桂枝9g，白术12g，炙甘草6g，当归9g，炒白芍9g，煨葛根9g，桔梗6g，陈皮9g，防风6g，山楂炭9g，2日1剂，水煎，1日2次，温服，连服4剂。二诊：服上方后，痛泻偶作，守上方去当归，加黑姜炭、小茴香各6g。三诊：上方服5剂后，痛泻未作，饮食如常，腹中无所苦，为巩固疗效，守上方加炒黄连炭为丸，以善其后。

按　痛泻日久，脾胃必伤，中阳不振，寒湿相因，运化乏力，积滞内生。湿盛则泻，积久必滞，如是则痛泻与便结交替出现，乃虚中挟实之证。若纯用补虚之品，又恐其壅塞；只投消伐之剂，必更伤脾胃。故以苓桂术甘汤化气通阳除湿，加葛根升津止渴，焦山楂消积，合用陈皮理中宫之气滞；当归、白芍益血中之虚损，使气机畅通，血液充盈，桔梗、防风乃宣发肺气，使治节行令，大肠传导有制。本案因辨证准确，配方有度，选药恰当，故获速效。

二、慢性胃炎

慢性胃炎系指不同病因引起的各种慢性胃黏膜炎性病变，是一种常见病。由幽门螺旋杆菌引起的慢性胃炎多数患者无症状；有症状者表现为上腹痛或不适、上腹胀、早饱、嗳气、恶心等消化不良症状。该病属于中医学"胃脘痛"、"痞满"、"吞酸"、"嘈杂"、"纳呆"等范畴。中医学认为，慢性胃炎多因长期情志不遂，饮食不节，劳逸失常，导致肝气郁结，脾失健运，胃脘失和，日久中气亏虚，从而导致各种胃脘不适等症状。苓桂术甘汤所治胃脘不适乃脾胃虚弱，痰饮停滞为主者，非万病所宜。

【病案举例】

1. 牛某，女，51岁，1986年9月初诊。患者胃病数年，胃脘疼痛，胀满不适，自觉气上冲逆，胸中堵闷，时有嗳气，口干不欲饮，稍饮则停于胃中，纳谷不佳，双下肢肿胀，小便短少，面色晦暗无华，两目周围呈环状黧黑，舌苔白而厚腻，舌面水滑，两脉沉弦有力。西医诊断为慢性胃炎。中医辨证为脾胃阳虚、水气不化、水湿内停，治以温阳健脾、平冲和胃，宗苓桂术甘汤化裁治之。茯苓15g，桂枝10g，炒白术10g，炙甘草6g，炒薏苡仁12g，党参10g，砂仁6g。水煎温服，日1剂。进药6剂，胃痛与气上冲逆皆减，下肢肿胀亦减。以后按前方化裁，进药月余，面色转润，两目黧黑消失，诸症皆除，2年未复发。

按　本例患者"胃脘疼痛，胀满不适，自觉气上冲逆，胸中堵闷"与苓桂术甘汤证"心下逆满，气上冲胸"相同；"口干不欲饮，稍饮则停于胃中，小便短少，两目周围呈环状黧黑，舌苔白而厚腻，舌面水滑，两脉沉弦有力"为中焦脾虚水停之脉证，故用苓桂术甘汤温阳健脾，平冲和胃，酌加党参、炒薏苡仁、砂仁增强健脾祛湿之力，用药与证情丝丝相扣，故效如桴鼓。

2. 顾某，女，33岁，1997年3月3日初诊。胃痛2年，加重1周。胃脘胀痛而鸣，嗳气或矢气后则舒，下午为甚，畏寒乏力，苔薄白脉小弦而滑。上消化道钡透提示：大量空腹滞留液。证属饮邪内停，气机不畅。治宜温阳化饮，理气畅中。予苓桂术甘汤加味。处方：茯苓30g，桂枝10g，炒白术10g，甘草6g，太子参15g，苏梗10g，香附10g，陈皮10g，沉香3g（后下），生姜3片。每日1剂，水煎服。服药5剂后，诸症悉减，钡透复查空腹滞留液消失，后予香砂六君子汤3剂善后。

按　患者胃脘胀痛而鸣，畏寒乏力，"水气者，水饮之属"也，其形为水饮，其性为寒气，是本病之因。脾阳不振，阴寒凝滞，水寒之气不运，从心下向上递冲，又是本病之机。属典型阳虚、痰饮内停之证。方用苓桂术甘汤健脾、温阳化饮，加用人参助补气健脾之力，陈皮健脾化湿，苏梗、香附行气更助化湿饮，《医林纂要》谓沉香能"坚肾、补命门，温中、燥脾湿，泻心、降逆气，凡一切不调之气皆能调之"，故加用之。

3. 姜某，男，49岁，1971年4月5日初诊。诊见形体消瘦，素有慢性胃炎，纳差，咳嗽，痰多，胸闷，舌苔白腻而润，脉弦滑。辨为痰湿咳嗽。治宜温阳化饮，和胃降逆。方用苓桂术甘汤合二陈汤。茯苓12g，桂枝9g，白术9g，炙甘草3g，半夏9g，陈皮6g。7剂，水煎服。

按　本病属慢性胃炎，又患咳嗽，为心下有痰饮，胸胁支满证，《内经》谓："病在胃，盖脾阳不振，水饮内停，随咳嗽而上逆也。"故方用苓桂术甘汤温阳化饮，半夏、陈皮和胃降逆。

4. 某男，50岁，农民，受诊于1991年5月。素有胃疾二十余载，近月纳退，神萎，乏力，脘腹饱胀，食后加重，自觉心窝部时有咕咕气过水声，似有水袋悬中。近周恼怒不快，饱胀尤显，嗳气频作，甚则气上逆冲，胸胁撑满，随之口吐清水，事后诸症渐缓。问时便溏，失眠，易怒。苔白滑质淡胖，脉濡滑略弦。胃镜："慢性浅表性胃炎，局部急性发作（胃窦明显）。病检："重度活动性慢性浅表炎，伴轻度肠上皮化生。"患者胃有宿疾，脾胃虚弱，中阳不振，运化力愆，阴寒留滞，则水饮内停，有水袋悬中。情志恼怒，肝气横逆，胃失和降，则嗳气频作，气挟水上逆而胸满吐清水。苔白滑为水湿内停，质淡胖为虚，脉濡滑略弦为脾胃虚寒，肝气郁结之象。治宜健脾渗湿，温阳化气，兼以扶脾抑木，苓桂术甘汤主之。药用：桂枝10g，茯苓30g，白术20g，炙甘草10g，青陈皮各10g，旋覆梗10g，刀豆壳10g，党参25g，焦薏苡仁30g，代赭石20g。服3帖气上逆及吐清水减半，但仍感胃腔饱胀，似水袋悬中，但程度减轻，偶嗳气，苔脉如前，上方去代赭石加大腹皮10g，木香10g，砂仁5g，枳壳10g，泽泻30g，继服5帖。三诊时，气上逆吐清水已消，似水袋悬中已失，余症状明显缓解，苔化脉濡软，惟感纳稍不佳，上方去旋覆梗、刀豆壳，加炙鸡内金 10g，谷麦芽 30g，再服 5 帖而愈。同时嘱平时长服香砂养胃丸及胃乃安丸，以图巩固。后复查胃镜为"轻度慢性浅表性胃炎（胃窦）"。病检为"轻度慢性活动性浅表炎"。

按　临床上经胃镜检查之胃炎患者，大多呈虚实相间之证。实者为肝气郁结，横逆犯胃而胃脘疼痛饱胀，痛甚拒按，食后加重、嗳气等；虚者为病久脾虚不运而在实证中又见面萎、纳差、乏力、便溏等。胃炎患者水气上逆之理，是脾阳不振，水饮失于温化而水寒之气内生，肝气挟水气上逆而成。治当健脾渗湿、温化痰饮，故选主治痰饮病主方"苓桂术甘汤"，然如上所述"脾虚则肝气乘之"，肝气挟水气上逆，故在临床辨证，还需注重扶脾抑木，酌加木香、郁金、青皮、枳壳等抑木之品。

三、慢性萎缩性胃炎

慢性萎缩性胃炎是指胃黏膜表面反复受到损害后导致的黏膜固有腺体萎缩，甚至消失，黏膜肌层常见增厚的病理改变。由于腺体萎缩或消失，胃黏膜有不同程度的变薄，并常伴有肠上皮化生，炎性反应及不典型增生。慢性萎缩性胃炎以病情迁延、长期消化不良为特征。主要表现为腹胀，稍微多食则腹胀更明显，口淡无味，胃脘部隐痛不适，疲乏，消瘦，纳差，贫血等。本病属中医学"痞满"、"胃脘痛"等范畴，多与情志失调，饮食不节，脾胃虚弱、先天不足等有关，本病发生的基本病理机制为脾胃虚弱、气机壅滞。

【病案举例】

李某某，男，45 岁，1990 年 4 月 6 日初诊。患者胃脘部疼痛反复发作 3 年，时有胀满，平素嗜烟，西医诊为慢性萎缩性胃炎，经多方治疗均效果不佳，疼痛时好时发。近 1 周胃脘痛加剧，恶心、纳呆，喜按，喜热饮，呕吐清水，大便稀溏，肢体困倦，有时出现背部畏寒，苔白腻，脉濡滑。辨证属湿阻中焦，脾胃阳虚，治当温阳化湿，健脾和胃。方用苓桂术甘汤加味：茯苓 15g，桂枝 10g，白术 15g，甘草 6g，白蔻仁 6g，砂仁 6g，半夏 10g，厚朴 10g，莱菔子 10g。服药 3 剂，嘱吃清淡易消化饮食，疼痛明显减轻，纳增，背部畏寒消失。守方服至 15 剂，诸症均消失，后用四君子汤加味调治而痊愈至今。

按　饮停于胃，胃失和降故见恶心、纳呆、呕吐清水，脾胃虚寒则胃脘喜按，脾胃虚寒，大肠传导失司故见乏力、背部畏寒、胃脘胀满、便溏，苔白腻、脉濡滑为水湿内停之证。纵观本案患者，系因脾胃虚寒，水饮内停所致。故选用温阳化饮、祛湿化饮之苓桂术甘汤加减治疗。

四、反流性胃炎

胆汁反流性胃炎在临床上比较常见。胆汁反流性胃炎是由于从胆囊排入十二指肠的胆汁和其他肠液混合，通过幽门，逆流至胃，刺激胃黏膜，从而产生的炎症性病变。胆汁反流性胃炎的病因主要为胃大部切除胃空肠吻合术后，以及幽门功能失常和慢性胆道疾病等。临床症状表现为胃部饱胀感或不适，往往饭后加重，或有胃痛，或胃部发凉，可伴腹胀、嗳气、反酸、烧心、恶心、呕吐、胃振水音、肠鸣、排便不畅、食欲减退和消瘦等；严重的还可有胃出血，表现为呕血或排黑便（柏油样便）以及大便潜血试验呈阳性等。本证多归属中医之肝郁气滞、横逆犯胃，使胃失和降，而影响脾胃功能，导致运化失司，或肝气久郁化火，肝火犯胃，肝胃郁热，胃热蕴蒸所引起。多数患者有"情绪诱发"等情志致病原因存在，其发病与肝之气机顺畅即肝之疏泄功能正常与否有非常密切的关系。

【临床应用】

魏岳斌、陈绍斌等用苓桂术甘汤合左金丸（茯苓、桂枝各10g，白术20g，甘草5g，黄连15g，吴茱萸4.5g）治疗胆汁反流性胃炎36例取得了较好的疗效。

【病案举例】

患者，女，36岁。2006年1月14日初诊。诉上腹部饱胀刺痛，呕恶清涎，口干不欲饮，偶有口苦，大便不爽，舌暗，苔薄腻脉弦滑。胃镜示：反流性胃炎。证属胆胃郁滞，湿瘀内生，当以疏胆和胃，通阳化瘀除湿。方举香苏饮合苓桂术甘汤加味。苏梗12g，香附20g，陈皮12g，葶苈子8g，金钱草30g，茯苓12g，桂枝20g，苍术12g，甘草6g，郁金12g，赤芍12g，7剂后，疼痛逐渐缓解，已无恶心呕吐，继服10剂以资巩固。

按　本病病位在胃，与肝、胆关系密切。胆汁的生成、排泄依赖于肝的疏泄。若情志不遂或手术损伤导致肝气郁结，木不疏土，胃失和降，胆汁反流，上逆为病。治疗应疏肝利胆、和胃降逆。方中苏梗、香附疏肝行气；金钱草、葶苈子清泄肝胆；郁金、赤芍行气解郁、舒肝利胆；陈皮理气调中；苓桂术甘健脾化痰益气。诸药合用，共奏疏肝利胆、和胃降逆之功。

五、消化性溃疡病

消化性溃疡病是一种常见的慢性全身性疾病，分为胃溃疡和十二指肠溃疡，又叫做消化性溃疡。溃疡病以反复发作的节律性上腹痛为临床特点，常伴有嗳气、反酸、灼热、嘈杂等感觉，甚至还有恶心、呕吐、呕血、便血，在胃肠局部有圆形、椭圆形慢性溃疡。溃疡病属于中医学"胃脘痛"、"肝胃气痛"、"心痛"、"吞酸"等范畴。

【病案举例】

1. 刘某，男，12岁，1990年4月13日诊。其父代诉患儿每于黎明时呕吐，反复发作，已近2年。呕吐物为黄绿色黏液，有时伴有粉红色液体，吐后四肢乏力，不能活动，约2天后恢复。平日纳食正常，大便略干，小便时黄，自汗畏寒，舌淡苔白滑，脉弦细。CT、肝胆超声检查无异常，钡透提示：胃溃疡。余结合脉证，诊为脾肾阳虚，水湿上犯致呕。拟苓桂术甘汤合四神丸化裁：茯苓18g，桂枝9g，白术15g，甘草6g，补骨脂12g，五味子9g，吴茱萸9g，肉豆蔻9g，生黄芪18g，鱼骨15g，肉桂3g，生姜9g，3剂水煎服。服法：煎2次取400ml，于早3点、4点各服200ml，药后病情减轻，守方又服10余剂，呕吐已止，为巩固疗效，仍嘱其按原方隔2~3日服用10剂。

按 本患者呕吐近2年，每于黎明时发作，从时间上考虑，分析其呕吐机制与五更泄相似，可仿四神丸治之，自汗畏寒乃阳气不足，舌苔白滑乃湿浊内蕴，与苓桂术甘汤合拍。故用上二方化裁，将服药时间选在呕吐之前，以利药物发挥作用。

2. 林某，男，31岁。胃脘疼痛数年，诊为"十二指肠球部溃疡"，用中西药无效，而求治于张老。诊见中脘隐痛，感寒特甚，脘欲外覆厚衣重裹，精神不振，纳差便稀，舌淡而胖，苔白滑，脉弦迟。属寒饮留中，累及脾阳，治以涤饮温阳为主。处方：茯苓30g，肉桂9g，焦白术12g，炙甘草9g。温服3剂。二诊：胃脘痛止，畏寒显减，纳增，守方续服4剂。三诊：裹于胃脘的毛巾垫子已全去掉，无畏寒感，饮食大增，神佳，苔薄白，脉弦细，改用六君子丸调理善后。随访数年中脘畏冷疼痛从未复发。

按 此例胃脘疼痛、畏寒数年，为脾阳虚，饮停胃脘之证。阳虚则寒，故遇冷疼痛加重。治疗根据脾虚饮停之机予以温阳健脾化饮法，方用苓桂术甘汤温化痰饮，健脾除湿。服药7剂后，阳回饮除，症状好转，故以六君子丸益气健脾以兹巩固。

六、胃下垂

胃下垂是指站立时，胃的下缘达盆腔，胃小弯弧线最低点降至髂嵴连线以下，称为胃下垂。轻度下垂者一般无症状，下垂明显者有上腹不适，饱胀，饭后明显，伴恶心、嗳气、厌食、便秘等，有时腹部有深部隐痛感，常于餐后，站立及劳累后加重。长期胃下垂者常有消瘦、乏力、站立性晕厥、低血压、心悸、失眠、头痛等症状。本病属中医学胃缓、胃痞、嘈杂、恶心、嗳气等病证范畴，其成因与饮食不节、过度劳倦、内伤七情导致脾胃虚弱、气虚下陷有关，除脾胃本身虚弱外，尚涉及肝、肾和肠等脏腑，其中肝胃不和、胃肠停饮者多可予苓桂术甘汤加减治疗。

【病案举例】

1. 方某，男，54岁。患胃下垂，服西药与中药半年，效果不显，求治张老。诊见：形体消瘦，面色淡黄，腹胀，食后加重，腹部有下坠感，伴有水声，神疲纳差，嗜食煎炒，进生冷则不适，口淡不渴，背部有如掌大处恶风，脉沉细而弦，舌淡红，苔薄而滑。张老辨证为寒饮内留，中气下陷，治拟温寒涤饮，升提中气，宽中消胀。处方：茯苓35g，肉桂7g，焦白术12g，炙甘草6g，枳壳、黄芪各20g，升麻5g，佛手9g。连服10剂。二诊：背恶风除，余症均减，守方续服10剂。三诊：惟腹有轻度下坠感，食后稍有不舒，脉浮大无力，改用黄芪健中汤加减为丸调治（黄芪500g，肉桂100g，白芍200g，炙甘草100g，升麻150g，茯苓、白术各200g，枳壳300g。上药共研细面炼蜜为丸），2月后经X光钡透检查：胃已复位，健康无恙。

按 此例主要是饮停阳虚而致，故以温阳涤饮为主法，佐以升提中气、宽中消胀。若主次颠倒，一味升提，恐难获良效。

2. 李某某，女，32岁，太原市南郊区石沟村人，1985年中旬由友人介绍来诊。诉胃脘憋胀，胃中有振水音已半年余，历服开胃健脾香砂六君子汤等无效。经太原某医院钡餐造影，发现胃大弯至髂嵴连线下10cm，胃小弯至髂嵴连线距离下4cm，诊断为胃下垂Ⅱ度，舌苔白滑，辨证为心下有"痰饮"，温阳涤痰用苓桂术甘汤加味。处方：茯苓10g，桂枝10g、白术10g、甘草6g、木香9g、厚朴10g、枳壳10g。3剂后患者来诊，症状大减，胃脘部已舒畅，原方将桂枝改为12g继服3剂。

按 《金匮》痰饮咳嗽病篇云："其人素盛今瘦，水走肠间，沥沥有声"，治疗尊仲圣之意当以"温药和之"，方选苓桂术甘汤加减。方中茯苓健脾渗湿，祛痰化饮，桂枝温阳化饮，兼平冲逆，白术健脾燥湿，甘草益气和中，四药协力培土治水，使饮邪去脾胃和；加厚朴、枳壳、木香者，加强行气除满之力。

七、肠易激综合征

肠易激综合征指的是一组包括腹痛、腹胀、排便习惯改变和大便性状异常、黏液便等表现的临床综合征，持续存在或反复发作，是最常见的一种功能性肠道疾病，经检查排除可以引起这些症状的器质性疾病。根据患者排便情况，肠易激综合征可分为腹泻型、便秘型及腹泻便秘交替型3种类型。其中腹泻型肠易激综合征属"痰饮病"范畴。

【临床应用】

江月斐等观察了22例腹泻型肠易激综合征脾虚证患者经加味苓桂术甘汤（处方：茯苓15g，桂枝12g，白术15g，炙甘草5g，法半夏12g，大枣20g，党参15g，黄芪30g，炒薏苡仁30g。每日1剂，4周为1个疗程）治疗后肠道菌群的变化。结果治疗后肠道需氧菌酵母菌明显下降，厌氧菌双歧杆菌、乳杆菌、拟杆菌、消化球菌等明显上升，通过促进厌氧菌的生长，抑制需氧菌的生长，从而起到调节肠道菌群的作用。

八、机械通气患者顽固腹泻

机械通气尤其是有创机械通气是非生理性的，对正常的生理功能有一定的负面影响。使用机械通气的患者，特别是上机 >48 小时接受肠内营养的患者，腹泻是一个常见的症状。中医学认为，老年慢性患者体弱多病，精血亏虚，脏腑失养，发展到呼吸衰竭则表现为脱证，阳气暴伤，经过抢救后，生命体征逐渐稳定，但是肺脾肾俱虚，脏腑功能衰弱。脾虚不能运化水谷则水走肠间，泻下乃作。

【临床应用】

常宁以苓桂术甘汤加减（茯苓15g，桂枝6g，白术10g，薏苡仁15g，山药10g，干姜6g，陈皮6g，炙甘草6g）治疗重症监护室机械通气患者顽固腹泻39例，结果服药3~5日内腹泻停止26例，7日内停止10例，大便成形，1~2日排便1次，未出现腹胀、痞满、纳呆、便秘等不适。服药期间因原有病情恶化死亡3例，计为无效，总有效率为92.31%。

【病案举例】

王某，男，85岁。2004年2月28日入院。咳嗽、气喘反复发作40余年，加重2日。西医诊断：慢性支气管炎急性发作、阻塞性肺气肿、肺心病。既往有高血压病病史 15 年，糖尿病病史 6 年，慢性肾功能不全病史 2 年。入院后予抗感染、化痰平喘等治疗，2004 年 3 月 2 日因呼吸困难，神志不清，喉中痰鸣转入 ICU。查：体温 38.6℃，心率 129次/分，呼吸 39 次/分，血压 13.3/4.93kPa（100/37mmHg），神志不清，呼吸急促，口唇紫绀，四肢厥冷，两肺可闻及哮鸣音及细小湿啰音，腹部膨隆，肠鸣音弱。血气分析示低氧血症、严重呼吸性酸中毒、代偿性酸中毒，床边 X 线胸片示两肺大片斑片状改变，白细胞计数（WBC）22.1 × 10^9/L，中性粒细胞（N）0.94，尿素氮（BUN）30.5mmol/L，肌酐（Cr）200μmol/L，心肌酶谱升高。考虑为肺部感染，Ⅱ 型呼吸衰竭。立即给予气管插管接机械通气，补液扩容，积极抗感染，稀释痰液，纠正酸碱失衡等。次日行气管切开，促进痰液引流，随后加用营养支持，症情开始逐渐缓解。2004 年 4 月 2 日患者开始腹泻，呈稀水样，夹少量黏液，每日 5～6 次，颜面四肢水肿，阴囊水肿，精神萎靡，手足活动迟缓，痰白黏量多，不能撤离呼吸机，予苓桂术甘汤加减鼻饲。服药 2 日后泻缓，又 2 日停止，精神状况改善，尿量渐增，水肿有所消退，无腹胀、痞满等不适，有进食欲望，大便成形，每1～2 日 1 次，开始间断脱机。4 月底脱机成功，2004 年 5 月 23 日拔除气管导管，7 日后转回原病房继续调养。

按 机械通气维持呼吸患者，易继发感染，在长期使用广谱抗生素防治的同时易造成肠道菌群失调，霉菌滋生。接受机械通气后，患者胸腔压力增大，体循环静脉回流受阻，消化道黏膜血液循环瘀滞，黏膜屏障受损，易导致肠源性内毒素血症。ICU 危重患者强调营养支持，需要通过静脉或鼻饲补充大量高热量、高蛋白的营养液，结果肝脏负担过重，胆汁淤积，肠蠕动紊乱。这些都是造成患者出现腹泻的原因。治疗上根据患者病久五脏俱虚的本质，选用益气健脾化饮的苓桂术甘汤加减治疗，方中茯苓甘淡，健脾渗湿，以治痰饮之本，兼有养心、补肺、益肾之用；桂枝辛温，通三焦之阳气，温肾阳以助气化；佐白术、甘草补中益气，培脾土以复健运。

九、幽门痉挛

幽门痉挛是指幽门括约肌痉挛性收缩，以无规律呕吐为主要特征，临床表现为消瘦，胃痛胃胀，纳食胀甚，恶心呕吐，头晕目眩，大便干结或正常，脐上、上腹正中有压痛，胃脘部有振水声等。西医学认为本症与胃的自主神经功能紊乱、胃的节律失调等因素有关，多为功能性疾病，很少发展成完全性幽门梗阻。本病多属中医学"痰饮"病范畴。

【临床应用】

潘建华以苓桂术甘汤加味［茯苓 15～30g，桂枝 6～10g，白术 10～15g，炙甘草 6g，制半夏 10g，生姜 50g。加减：泛酸加贝母（打碎）10g，乌贼骨 10～30g；咽喉不利加威灵仙 15g，川厚朴 10g，桔梗 6g；口干苦、大便干、苔黄腻加大黄（后下）10～30g，蒲公英 15g，芒硝（冲服）6～10g；胃痛甚加五灵脂 10g，白芷 10g；呕甚加代赭石（先煎）30g，苏叶 6g，黄连 6g；胃寒甚加吴茱萸 6g，干姜 6g～10g；伴有十二指肠壅积症加莪术 10～15g，枳实 10g，大黄 10g，厚朴 10g］治疗幽门痉挛症 68 例，结果治疗组痊愈 37 例，好转 28 例，无效 3 例，总有效率为 95.59%。对照组痊愈 4 例，好转 14 例，无效 3 例，总有效率为 52.94%。两组比较，差异显著（$P < 0.01$）。

【病案举例】

张某，女，47 岁，1996 年 4 月 12 日诊。上腹胀痛有振水声反复发作 3 年，外院多次胃肠造影均揭示：幽门痉挛、轻度－中度胃下垂等；胃电图示：胃节律紊乱综合征。3 年来，遍服中西药治疗无效，病情逐渐加重，近 1 个月来消瘦明显，舌淡，边有齿印，苔薄白腻，脉滑。4 月 12 日我院胃肠造影示：幽门痉挛，轻度胃下垂，空腹胃液大量，排空障碍。证属中阳不足，痰饮内停。治以温中化饮。方用苓桂术甘汤加味：茯苓 30g，桂枝 6g，白术 10g，炙甘草 6g，白芍 30g，姜半夏 10g，枳壳 12g，川厚朴 6g，吴茱萸 6g，莪术 15g，生姜 50g。每日 1 剂，水煎服。上方变化连服 2 周，胃脘胀痛及振水声逐渐减轻至消失，纳谷、体重增加。1996 年 4 月 26 日复查胃肠造影示：幽门管无痉挛，胃排空正常。

按　《金匮要略》云："心下有痰饮，胸胁支满，目眩者，苓桂术甘汤主之。"苓桂术甘汤为治疗痰饮病的基本方，可通阳化气，健脾利水，温化痰饮；方中另加白芍缓急敛阴，半夏燥湿化痰降逆。诸药合用，健脾化饮，缓解幽门痉挛，使诸症得解。

十、幽门梗阻

幽门梗阻指的是胃的幽门部位，由于溃疡或癌瘤等病变所致的食物和胃液通过障碍。它可分为不完全性梗阻和完全性梗阻两大类。幽门梗阻是胃、十二指肠溃疡的常见并发症之一，可发生在溃疡病的近期（即活动期）或晚期。其他可以形成幽门梗阻的疾病还有胃窦癌、胃黏膜脱垂及胃结核等。临床症状以上腹部胀痛、胀满、嗳气和反酸，餐后加重，呕吐为主，病久会出现消瘦、脱水、尿少、便秘等症状，严重时可引起电解质和酸碱平衡紊乱，乃至代谢性碱中毒。本病属中医学"反胃"、"停饮"等范畴，辨证当属中焦虚寒，停饮反胃，治疗以温化痰饮为法，以苓桂术甘汤加减治疗。

【病案举例】

江某，女，62岁。1975年5月10日初诊。平日心下觉寒，稍胀满，隔1周许则头目眩晕，呕吐清水，吐尽水后眩晕始消。如此已2年，某医院诊为幽门梗阻，属胃寒积饮的呕吐证。取温阳化饮法，治以苓桂术甘汤加味：茯苓24g，桂枝9g，白术12g，甘草6g，干姜4.5g，嫩苏梗15g。3剂告愈。

按　本案患者心下寒，头目眩晕，呕吐清水，辨证当属脾胃阳虚，水饮停滞为患，《金匮要略·咳嗽痰饮病篇》云："病痰饮者，当以温药和之"，故治疗以苓桂术甘汤健脾温阳化饮，加干姜温中去寒，嫩苏梗化湿和胃止呕。

十一、倾倒综合征

倾倒综合征系指胃切除术后，因胃排空过速，餐后出现胃肠道和血管舒缩障碍的一组症候群，是胃切除术后的一种常见并发症。主要表现在进食后出现上腹饱胀、疼痛不适、恶心或伴呕吐、嗳气、腹鸣胀气、腹泻等胃肠道症状。与此同时，可有头晕、战汗、软弱无力、面红或苍白，以及心动过速，严重者血压降低等血管舒张症状。根据本病症状可归属中医学"腹痛"、"呕吐"、"泄泻"、"眩晕"、"痰饮"等范畴。

【病案举例】

王某，男，54岁，干部。患者于1983年因"胃错构瘤伴溃疡合并上消化道出血"在南京市某医院行胃次全切除术，术后2周即出现倾倒综合征，先后服用胃康宁、胃酶合剂、胃复安、复方颠茄片、山莨菪碱、雷尼替丁等，屡治罔效，医生曾建议手术治疗。纤维胃镜及上消化道钡餐摄片检查提示"残胃及吻合口炎"。患者于1990年5月7日来我院内科求治于刘医师。初诊：患者上腹部常隐痛不适，进食后频频反酸，有时呕吐，脘腹鸣窜时作，头晕乏力、胃纳不振、晨起大便正常，下午必定腹泻一次，舌质淡，苔白滑，脉细濡。辨证从中阳虚馁、温化不及、水湿停滞、胃气失降，方以苓桂术甘汤加减。药用：茯苓20g，炙桂枝5g，炒白术10g，炙甘草5g，太子参15g，广陈皮10g，姜半夏12g，炒枳壳6g，砂仁3g（后入），吴茱萸2g，炒川楝子1g，焦六曲10g。服药7剂后复诊：患者自诉上腹隐痛不适略有减轻，午后泄泻未作，仍觉脘腹膨胀鸣窜，头晕目眩。前方中加熟薏苡仁20g、炮姜1g、天麻10g，再进7剂。三诊时，患者告知脘腹痞阻膨胀渐趋消失，纳谷增加，呕吐泄泻均止，头晕轻减，然大便夹有不消化食物。于前方中去炒枳壳，加入广木香6g、炮姜增至2g，继服7剂。四诊时，证情已明显改善，脘腹鸣窜不适渐缓，吐泻未作，头晕已缓，纳谷觉香，餐后能少量饮水，大便正常，舌质淡红，舌苔薄白中根微腻，脉细濡。根据辨证，乃阳气渐复，水湿祛除，治当改弦易辙，以健脾和胃为宜，改拟香砂六君子汤加减调治。药用：潞党参12g，炒白术10g，茯苓12g，广陈皮10g，法半夏12g，广木香6g，砂仁2g（后入），淡干姜1g，淮山药15g，焦楂曲各12g，炙甘草5g。此方连服10剂，诸症悉除，未再复作。

按　倾倒综合征临床并不少见，西医对本病的治疗，多以抗胆碱能药物（如普鲁本辛等）为主，另予必要的营养、支持疗法等对症处理，严重者则予手术治疗。患者胃疾术后，中土受损，脾之阳气虚弱，运化转输无力，水谷不得化为精微而输布全身，以致水饮停于胃肠而成。根据中医辨证论治的原则，确立温阳化饮、健脾渗湿为治疗大法，选茯苓桂枝白术甘草汤为基本方加减。

十二、残胃功能性排空障碍

胃大部切除术后残胃功能性排空障碍，文献记载名称较多，命名尚未统一，有称之胃瘫、残胃排空延迟症等。该症是胃术后近期并发症之一，是指因各种腹部手术改变了正常神经激素和肌源性因素对胃排空的调控，术后非机械性梗阻因素引起的以功能性胃排空障碍为主要征象的胃动力紊乱综合征。中医学将此证归属于"腹胀"、"痞满"、"胃反"、"郁证"等范畴。胃大部切除术后易造成阴阳失调，脾胃受损，脾失健运，水饮内停，致中焦受阻，腑气不通，水饮内停，故治当健脾化饮选苓桂术甘汤加减。

【临床应用】

乔建士等以平胃散合苓桂术甘汤加减（苍术15g，厚朴12g，白术12g，茯苓6g，陈皮9g，桂枝3g，生姜9g，炙甘草9g）治疗残胃功能性排空障碍18例，结果18例全部治愈，疗程最短4天，最长13天，平均7.25±1.95天。

崔新成以苓桂术甘汤（桂枝10g，茯苓30g，白术10g，莱菔子15g，甘草6g）治疗术后胃瘫综合征26例，结果显效20例，有效5例，无效1例，总有效率96.0%。

【病案举例】

王某，男，46岁。因胃癌于2005年3月16日行胃大部切除毕氏Ⅱ

式手术，术后第 4 日即出现上腹饱胀，服胃动力药疗效不明显。恶心、纳呆、腹胀，腹部震水音，舌淡苔薄白，脉弦。证属脾阳不振，水饮内停。治宜温阳化饮，消食降气。方用苓桂术甘汤。药用：桂枝 10g，茯苓 30g，白术 10g，莱菔子 15g，甘草 6g。水煎服，日 1 剂，分少量多次服。3 剂后病情明显好转，继服 5 剂诸症消失。

按 手术后残胃功能性排空障碍的病因是多方面的，如吻合口水肿、饮食改变、营养不良、电解质紊乱、情绪改变等，而术后胃肠生理功能、解剖位置改变是促成其功能紊乱的基础。本病中医辨证为脾阳不振，水饮内停。方中重用茯苓健脾化湿，白术补脾益气，桂枝温阳化气，甘草补脾、调和药性，莱菔子行气消食除满；诸药相配，共奏温阳化饮，消食降气之功。

十三、便秘

所谓便秘，从现代医学角度来看，它不是一种具体的疾病，而是多种疾病的一个症状。其主要表现是大便次数减少，间隔时间延长或正常，但粪质干燥，排出困难；或粪质不干，排出不畅。可伴见腹胀，腹痛，食欲减退，嗳气反胃等症。中医学认为，便秘主要由燥热内结、气机郁滞、津液不足和脾肾虚寒所引起。

【病案举例】

陈某，男，38 岁。1986 年 3 月 16 日诊。大便秘结半月，二三日一行。伴头晕心悸，口干不欲饮，食欲不振，周身轻度浮肿，小便短少。曾服清热滋阴通便之品，便秘益甚，舌淡，苔白滑，脉沉弦。辨为脾虚水停证。治当温阳健脾，利水行津。拟苓桂术甘汤治疗：茯苓 18g，桂枝 9g，白术 10g，甘草 6g。2 剂心悸头晕减轻，但仍大便秘结，故于上方桂枝增至 12g 助阳消阴，再服 2 剂则大便自下，小便增多，后仍以上方续服 4 剂而愈。

按 《伤寒论》"伤寒，若吐若下后，心下逆满，气上冲胸，起则头眩，脉沉紧……茯苓桂枝白术甘草汤主之。"此证与本案病机相同。便秘乃脾虚失运，水气不化，津液不行所致。故取苓桂术甘汤温阳健脾利水，脾得健运，水气得化，津液自行，大便秘结得解。

十四、多涎

多涎症指唾液分泌过多，频繁吞咽或吐出，甚至自行流出口外之症，亦称喜唾。涎为脾之液，由脾所主，是故，唾涎之异，当责之于脾，此其大要。然临证析机，尚有因食积胃脘，中焦壅滞而为者；有脾经湿热，唾涎不收者；有肺中寒饮较甚所致者；有肾气不足下焦水邪上犯而生者。其见证同中有异，仔细辨证，针对其因机立法施治，自有效验。

【病案举例】

苏某，男，32 岁。1989 年 2 月 12 日初诊。患者 2 月前因感受风寒，气管炎复发，在乡卫生院服用感冒冲剂、氨茶碱、咳特灵等，感冒咳嗽治愈，但又出现多涎，不分昼夜自溢而出，夜间枕头常浸湿一片，不思饮食，乏力，便溏，多矢气。舌质淡、边见齿痕，苔白滑，脉沉弱。证属脾气虚寒，不能摄津，升降失常，不能传导之故。以温阳化饮为法。药用：茯苓、桂枝、白术、生姜各 10g，党参、黄芪各 15g，升麻、甘草各 6g。3 剂后，口涎减少，食欲增强，乏力减轻，少矢气，便已基本成形。舌质淡，舌边仍有齿痕，苔薄白，脉沉略滑。效不更方，继进 3 剂，遂愈。

按　脾之液为涎。脾胃阳虚，水饮不化，上溢于口则多涎。《伤寒论》有云："大病瘥后，喜唾，久不了了，胸上有寒，当以丸药温之"，水饮非阳气不能蒸化，非升降不能传导，故选用苓桂术甘汤为主方，温阳化饮，运脾行水；加党参、黄芪健脾益气，振奋中阳；生姜散寒化饮；升麻助清阳升举。如此，脾阳振奋，水饮得化，多涎亦愈。

十五、积聚

积聚为腹内结块伴有胀痛为主要特征的病证，又称癖块、痃癖、痞块。一般积为脏病，属血分，病程长，病情重，且腹块有形，痛有定处；聚为腑病，属气分，病程短，病情轻，腹中结块无形，时聚时散，痛无定处。积聚的成因多由情志不舒，饮食不节，起居失宜，导致肝气郁结，气滞血瘀；脾失健运，食滞痰阻而引起。

【病案举例】

蒋某，男，45 岁。患者自觉胸脘饱闷胀痛 2 年，连及腹部、中脘高凸，坚硬拒按，纳食日少，精神萎靡，形体日瘦。有作肝硬化诊疗，有作胃病医治，有作胆囊炎投药，更有疑为肿瘤者，诸如此类，疗效杳然。时见舌质淡嫩，舌苔厚白而滞，苔中淡黄色，脉弦缓而结。师曰："此为痰饮结聚，幸喜胃气未绝，尚能轻微劳作。"治以化痰散结之法，方用苓桂术甘汤化裁：茯苓 15g、桂枝 9g、白术 15g、甘草 9g、炒枳实 9g、厚朴 9g、广陈皮 9g、法半夏 9g、黄连 6g、干姜 9g、生姜 5 片，间日 1 剂，水煎，分 3 次温服。连服 2 月余，诸症悉除，虑其旧病复发，故又守前方 10 剂。后患者来告，饮食如常，精神爽朗，身心康健，体无所苦。

按 《丹溪心法》云："凡痞块积聚在中则为痰饮。痰饮为患，有随气机升降，变动不居，见证复杂；亦有痰饮癖积，聚于一处，形证显然，固定不移，结而不散者，变动者，痰也，结聚者，亦痰也。"积聚初期以实为主，治以攻邪为主，兼以扶正；后期多为虚中挟实，治当以扶正为主，兼以攻邪。治变动之痰，当温化健运，畅通气机；治结聚之痰，应温化散结，消之削之也。故取苓桂术甘汤与生姜泻心汤合方，再伍枳实破结下气。

十六、肝硬化腹水

腹水形成的主要原因是肝硬化后，部分肝细胞变性、坏死，导致肝循环障碍，使肝脏合成白蛋白的功能减退，血浆白蛋白明显降低，血浆胶体渗透压下降，而形成腹水。此外，腹水的形成与肝脏循环障碍引起的门静脉高压也有一定的关系。患者一旦出现腹水，标志着硬化已进入失代偿期（中晚期）。肝硬化失代偿期并肝性胸水，属中医学"积聚、黄疸、臌胀合并悬饮"的范畴，多由"积聚、水臌、黄疸"等迁延而得之。

【临床应用】

田莉婷以苓桂术甘汤加减（茯苓 40～60g，生白术 60～100g，桂枝 10g，白芥子 3g，牵牛子 6g，生麻黄 10g，甘草 5g，大腹皮 20g，桑白皮 15g，桔梗 6g，丹参 10～30g，大枣 4 枚。气虚明显者加党参 15g，生黄芪 60～120g；脾虚便溏者加炒山药 12g，白扁豆 15g；肝癌患者加半枝莲 30g，白花蛇舌草 30g；黄疸明显者加：茵陈 20g；舌质红、苔少加猪苓 30g）治疗肝硬化失代偿期并肝性胸水患者，疗效颇佳。

刘日才以辛甘通阳法治疗水臌脾肾阳虚型 38 例，方选新加苓桂术甘汤（苓桂术甘汤加黄芪、泽泻、石韦、大腹皮各 15g，紫菀、桔梗、广木香、汉防己各 10g，树参、红孩儿各 30g，川椒 3g。加减：腹肿壅急者加商陆、腹水草；合并胸水者加葶苈子、桑白皮；黄疸重者加田基黄、茵陈；合并感染者加连翘、车前草）。结果 38 例患者中，治愈 19 例，好转 17 例，未愈 2 例，总有效率 94.7%。

十七、慢性胆囊炎

慢性胆囊炎是胆囊的慢性炎症性病变，大多数合并胆囊结石，少数为非胆石性慢性胆囊炎。本病大多为慢性起病，亦可由急性胆囊炎反复发作而来。临床症状有右上腹胀痛不适，其痛拒按，牵及肩背或腰背部，呕恶、纳差，每于进食油腻之物后发作或加重，或伴恶寒、发热，偶见黄疸等。属中医学胁痛、胆胀范畴。《医宗必读》说："脾土虚弱，清者难升，浊者难降，留中滞膈，瘀而成痰。"说明必先有脾胃之虚，酿成痰湿，加之气郁、劳倦、饮食诸多因素，阻遏少阳，肝胆之气佛郁，发为胁痛。《类证治裁》记载："痰在肺则咳，在胃则呕，……在胸则痞，在胁则胀……。"本病在临床上常出现脘胁胀痛，厌油、恶心欲吐等痰湿中阻之象，有胸脘痞闷、嗳气、纳差、身倦乏力等脾胃虚弱，升降失常的征象。因此，慢性胆囊炎其病在胆，其源在脾，而反复不愈，实为痰湿内伏作祟之故。

【病案举例】

患者栾某，女，37 岁，滨海县教育办会计，1986 年 5 月初诊：因抑郁而致右胁疼痛、呕恶 3 月余，曾在市立一院 B 超检查胆囊示"胆囊积液"（胆囊 14.5cm×5.8cm，茄形、壁模糊、后壁回声差），而拟诊为慢性胆囊炎。经用抗感染、利胆等西药及疏肝利胆之中药、中成药治疗罔效，时诊患者形体较丰，面色苍黄，右胁疼痛，按之尤甚，右胁下可及痞块，纳差泛恶，舌胖、苔白厚腻、脉弦滑。此属肝郁脾虚既久，湿生酿痰、气机受遏，治以苓桂术甘汤加味：茯苓 30g，川桂枝 6g，炒白术 15g，生甘草 6g，金钱草 30g，柴胡 6g，姜半夏 10g，炙鸡内金 10g，水煎服，日 1 剂。上方进服 5 剂后，胁痛、恶心等症缓解，惟体倦，再加党参 15g 续服 5 剂，诸症悉解，复查 B 超示"胆囊壁略粗"（胆囊 6.5cm×3.0cm、梨形、胆囊壁略粗，后壁回声好）。嘱服香砂六君子丸善后，进清淡饮食，随访至今，未见复发。

按　本病与中医学胁痛相类似，据其有湿性黏滞、病性缠绵的特点，医者常以"中精之府"郁滞、痰饮积聚不解为主要病机。治疗在健脾化饮同时，根据兼证随证加减用药：胁痛甚者加柴胡、金钱草；呕吐加半夏、黄芩；纳差加鸡内金、陈皮；黄疸加滑石、茵陈；体虚加党参、黄芪等治疗。

第四节　泌尿系统疾病

一、慢性肾小球肾炎

慢性肾炎是由多种原发性肾小球疾病所导致的一组以蛋白尿、血尿、水肿、高血压为临床表现的症候群，可有不同程度的肾功能减退，最终将发展为慢性肾衰竭的一组肾小球病，属中医学"水肿、虚劳、腰痛"之范畴。中医学认为，水肿的发生主要是全身气化功能障碍的表现，与肺脾肾功能失调关系密切。对此症的治疗，张景岳在《景岳全书·肿胀》指出："凡水肿等证，乃肺脾肾三脏相干之病，盖水为至阴，故其本在肾；水化于气，故其标在肺；水惟畏土，故其制在脾。"苓桂术甘汤恰为健脾益气化饮之要药，用治该证，故能获良效。

【病案举例】

1. 某男，38 岁，2004 年 11 月 8 日诊。2 年前患急性肾炎，住某医院治疗，尿蛋白消失出院，后因感冒，病情复发，经治水肿时消时起，绵绵不愈，因西药治疗不效，今改用中药治疗。就诊时神疲乏力，面肢浮肿，腰背酸冷，纳呆便溏，小便短少。尿蛋白（＋＋＋），管型（0～＋＋），红细胞（0～＋＋）。舌淡苔白润，脉沉迟。证属脾肾阳虚，气不化水，水湿泛滥。治以温阳健脾，利水消肿。方药：茯苓皮 30g，桂枝 9g，炒白术 12g，炙甘草 6g，附子 6g，干姜 6g，车前子 15g（包煎），猪苓 12g，炒薏苡仁 20g，大腹皮 10g，陈皮 10g，益母草 15g。药服 7 剂，小便增多，水肿渐退，上方配以《金匮》肾气丸连服月余，复查：尿蛋白（＋），管型偶见，浮肿消失，证情稳定。嘱继服肾气丸 2 月巩固疗效，随访 1 年未复发。

按　苓桂术甘汤为痰饮之神方，茯苓为淡渗水饮之要药，桂枝为宣通水饮之妙药，上达胸膈，下通膀胱，两者一利一温，对水饮滞留而偏寒者，实有温化淡渗之妙用。加以干姜、附子，既可助中焦之阳，又能固下焦，协桂枝更助下焦之阳，三焦阳气宣通，水饮亦随之宣通，而不复停滞。陈皮、益母草理气化瘀而利水。配伍肾气丸补肾助阳，使肾阳振奋，气化复常，则水肿自除。

2. 吴某，男，28 岁，农民，腰酸痛伴颜面双下肢浮肿反复发作年半，神疲乏力，腰酸膝软，恶寒肢冷，便溏尿少，小便常规：蛋白（＋＋），尿血（＋），粗颗粒管型 0～3，血 β_2-M：2847mmol/L，尿 β_2-M：432mmol/L，舌质淡，苔薄白、脉细。陈师以苓桂术甘汤加味：茯苓 15g，炒白术 10g，桂枝 10g，黄芪 20g，防己 10g，牛膝 15g，防风 1g，泽泻 10g，炙甘草 6g。7 剂后，颜面及双下肢浮肿明显减轻，尿常规化验：蛋白（＋＋），粗颗粒管型消失，再宗上方加石韦 10g、鸟不宿 30g，服用半月，浮肿消失，腰酸痛缓解，尿检尿隐血（－），但尿蛋白（＋＋），血、尿 β_2-M 均已正常，已无明显不适症状，继用上方合春泽汤加减治疗 2 个月余，尿蛋白基本控制在（＋～＋）之间，一般情况尚好。

按　慢性肾炎属水肿范畴，分型甚多，其中以风水泛溢、皮水浸渍、阳虚水泛为多见，故用麻黄连翘赤小豆汤、五苓散及真武汤治之者多，此类患者亦属脾肾阳虚，不用五苓散之峻烈及真武汤之温燥，而以苓桂术甘汤缓图其功，使患者日渐向愈。

3. 张某，男，38 岁，1999 年 11 月 4 日初诊。患者全身微肿，下肢踝部为甚，按之凹陷不易恢复，脘腹痞满，喜温恶寒，神情倦怠，纳减便溏，小便短少，舌质淡，苔白滑，脉沉缓无力。查：HP 120/70mmHg，血红蛋白 105g/L，尿常规有蛋白，定性：微量 ~ ＋＋，定量 2g/d，有镜下血尿，红细胞 3 ~ 5 个/HP，内生肌酐清除率测定 60ml/min，BUN 511mmol/L，Scr 115mg/dl。诊断为水肿（慢性肾小球肾炎）。患者平素体质较差，有急性支气管炎，慢性胃炎史近 10 年，无外伤史。综合其脉症，中医辨证为水肿之脾阳虚衰型。中阳不振，气不化水，以至水邪泛滥，而见身肿；脾虚运化无力，故脘腹痞满，纳减便溏；阳不化气则水湿不行，小便短少，而舌淡，苔白滑，脉沉缓无力是脾阳虚衰，水湿停聚之征，治则以温阳健脾、利湿消肿。处方：白术 15g，茯苓 20g，桂枝 12g，干姜 6g，黄芪 30g，泽泻 12g，人参 9g，制附子 9g，威灵仙 9g，白茅根 30g，益母草 15g，甘草 6g，水煎，每剂 2 煎，分 2 次温服，每日 1 剂。嘱忌盐，避风寒，注意休息。服上方 5 剂后，水肿明显消退，小便量增多，下肢踝部仍按之凹陷不起，脘腹痞满感减轻，纳差，神倦肢乏。查舌淡苔白，脉沉缓无力，继用前方，连服 7 剂。复诊：全身仅下肢微肿，小便量较多，无脘腹痞满感，纳食渐增，口干，肢体乏力，大便可，查舌淡苔白，脉缓无力，故上方干姜减至 3g，附子减至 6g，连服半月后，水肿已退，但感神倦肢乏，纳可，舌淡苔白，脉象缓而无力。查尿蛋白：0 ~ 微量，无镜下血尿，内生肌酐清除率测定 80ml/min，BUN 513mmol/L，Scr 112mg/dl。现水肿已消，脾肾亏虚之证明显，故若久用温补，则滞腻而不去；若久用燥热，则结而不攻。故再以益气健脾、活血解毒为治则，用前方减干姜、附子、威灵仙，加丹参 10g，半边莲 15g，菟丝子 30g，继服 3 周后，查尿蛋白消失。随后访：患者 1999 年 1 月 22 日停服药，至今未见发作，小便正常，饮食起居适宜，无碍工作，其他均无异常。

按　《景岳全书·肿胀》："温补即所以化气，气化而痊愈者，愈出自然。"肾阳为全身阳气之根本，而脾阳根于肾阳，故温补脾肾之阳对全身气机运动变化起着根本性的作用，从而影响全身水液代谢正常与否。苓桂术甘汤为治上焦停饮之神方，对水饮滞留而偏寒者，有温化淡渗之妙用。又《丹溪心法·水肿》："水肿因脾虚不能制水，水渍妄行，当以参术补脾，脾气得实，则自健运，自能升降运动其枢机，则水自行。"故以人参、白术健脾助运，又加以甘草、干姜、附子，既可助中焦之阳，又能固下焦，协桂枝更助下焦之阳，三焦阳气宣通水饮亦随之宣通，而不复停滞，威灵仙与人参并用，治气虚小便不利甚效，而其通利之性，又能化术、草之补力，胀满者服之，毫无滞碍，以为佐使，诸药调和，共奏温阳健脾，化气利水之功。

二、肾病综合征

肾病综合征是一组由多种病因引起的，以大量蛋白尿、低蛋白血症、水肿及高脂血症为特征的临床症候群。本病属中医学"水肿"范畴，其病理与肺、脾、肾三脏有关，尤其脾肾阳虚贯穿病程之始终。脾肾阳虚则不能消磨水谷，温养四末。故患者除了高度水肿，大量蛋白尿外，尚有脘腹胀满，纳呆食少，或恶心呕吐，大便溏烂，以及四肢少温，腰酸乏力，耳鸣头晕等脾肾阳虚之证，故温补脾肾，化气行水方为根本之治。

【临床应用】

肖旭腾以苓桂术甘汤加味（处方：茯苓、益母草、芡实、泽泻各15g，桂枝、甘草各6g，白茅根20g，白术12g。脾虚甚者，加党参、黄芪、砂仁、陈皮；肾阳虚甚者，重用桂枝，加熟附子、巴戟天、补骨脂；肾阴虚火旺者，加熟地黄、淮山药、知母、黄柏；血瘀者，重用益母草，加丹参、三七；水肿甚者，重用茯苓、白茅根，加猪苓、玉米须；血压高者，加石决明、怀牛膝、钩藤；血尿者，加琥珀、茜草根、紫珠草）配合皮质激素治疗难治性肾病综合征17例，结果完全缓解9例，基本缓解5例，部分缓解2例，无效1例，取得了较为满意的疗效。

【病案举例】

詹某，男，1岁3个月，1993年1月9日初诊。患者因反复全身浮肿个多月，曾2次在某市专科医院住院，确诊为肾病综合征。用过泼尼松、地塞米松、潘生丁、消炎痛、雷公藤多苷等药，病情曾一度缓解，但在减激素的过程中病情反复。重新用足量激素并给抗生素治疗，病情未能控制而改用大剂量甲基泼尼松龙冲激疗法，连用3个疗程，病情仍继续恶化，并出现低钠血症、低血容量性休克，虽用了白蛋白、速尿、高渗盐水，病情未能改善，院方再次发出病危通知，家长因而邀笔者前往会诊。当时患儿已休克2天，血压2~4/0kPa，尿量<100ml/d，尿蛋白（＋＋＋），尿素氮11.42mmol/L。见患儿高度浮肿，腹水征阳性，四肢不温，颜面唇周发绀，频频作呕，舌黯红、苔白腻，脉微欲绝。诊

为水肿（阴水），证属脾肾两虚，阳虚水泛，气血受阻，肌肤失煦。当急温脾肾之阳以固脱，佐利水活血以治标。方用苓桂术甘汤加味。处方：茯苓、白茅根各20g，白术、丹皮各10g，高丽参（另炖）、炙甘草、竹茹、木通各10g，熟附子、姜皮、法半夏各6g，桂枝9g。水煎，少量频频喂服。药后4小时，患儿血压逐步上升，尿量增多，次日血压正常。连服3剂，尿量每天均达1000ml以上，第3天患儿即出院转用中药治疗，仍以苓桂术甘汤加味，用药1周，浮肿消退。服药20余剂，尿蛋白转阴，尿素氮5.2mmol/L。尔后以原方益损，每周服药2~3剂，连服半年以巩固疗效。随访1年多，未见复发。

按　综合《金匮要略》、《伤寒论》中苓桂术甘汤证的症状有：咳、短气、眩、悸、满、小便不利。这些症状都可以在肾病综合征患者高度水肿时出现。难治性肾病综合征多属阴水，治当以温药和之。苓桂术甘汤治疗难治性肾病综合征，不仅符合中医理论，而且现代药理亦证实了苓桂术甘汤有利尿、增强血液循环、促进机体消化及增强免疫功能等作用。

三、血尿

尿中红细胞排泄异常增多称为血尿，轻者仅镜下发现红细胞增多，称为镜下血尿；重者外观呈洗肉水样或含有血凝块，称为肉眼血尿。通常每升尿液中有1ml血液时即肉眼可见，尿呈红色或呈洗肉水样，多见于尿路感染、肾结核、肾小球肾炎、泌尿系肿瘤、血液病、结缔组织等疾病。血尿多属中医学"尿血"范畴，多因热扰血分，热蓄肾与膀胱，损伤脉络，致营血妄行，血从尿出，发病部位在肾和膀胱，但与心、小肠、肝、脾有密切联系，并有虚实之别。常见的有心火亢盛，膀胱湿热，肝胆湿热，肾虚火旺，脾肾两亏等证。

【病案举例】

李某，男，39岁，工人，1993年10月30日初诊。尿血已3年余，于1990年3月20日感冒，由于口服感冒通剂量较大，次日发现尿如洗肉水，无发热、疼痛及其他不适，曾在县人民医院诊断为无痛性血尿，注射各种止血剂始有效，停后又发，中药服用归脾汤、小蓟饮子，知柏地黄汤等无效。转上级医院做肾扫描、肾盂造影，均无器质性改变，诊断为血尿待查。3年来曾多方求治，其症状时轻时重，故来诊。刻诊：腰痛腿冷，睾丸冷湿，胃脘部憋闷，头晕，周身乏力，双下肢轻度浮肿，纳呆，消瘦，面色苍白，舌淡苔白，脉关上滑，尿常规化验：红细胞（＋＋）、蛋白（＋）。辨证为阳虚气化不利。处方：茯苓20g，桂枝15g，白术10g，甘草10g，泽泻30g，炮附子10g，白茅根30g。服药9

剂，症状好转，尿色变淡，腰痛，脘闷减，食欲增，但时有后背发冷，阴囊出冷汗，心烦，头晕，脉沉滑，继服上方9剂。药毕，尿常规化验正常，仍时感阴部发冷，继予金匮肾气丸1丸，日2次，服2周，诸恙皆除。1年后随访，未复发。

按 尿血总病机可归结为火热熏灼、破血妄行及气虚不摄、血溢脉外两类。本案患者尿血三载，有腰痛腿冷，睾丸冷湿，胃脘部憋闷，头晕，周身乏力，双下肢轻度浮肿，纳呆，消瘦，面色苍白等症状，分析属典型脾肾阳虚之症，故选健脾温阳之苓桂术甘汤加减治疗。方中另加附子、泽泻加强温阳化湿之力，白茅根止血，全方切中病机，故获全效。服金匮肾气丸以补先天之肾阳，使疾不再发。

四、尿路结石

尿路结石是最常见的泌尿外科疾病之一，在肾和膀胱内形成。按尿路结石形成机制的不同，分为与代谢因素有关的结石和感染性结石。尿路结石属中医学"石淋"范畴。《太平惠民和剂局方》中说："肾气不足，膀胱有热，水道不通，淋沥不宣，出少且数，脐腹急痛，蓄作有时，劳倦即发，或尿如豆汁，或便出砂石。"明确提出了肾气不固、膀胱有热为石淋发生的主要原因，但临床上因肾气亏虚、脾失健运所致者亦不少见，故振奋肾气、健脾利水为治疗石淋之又一法则。

【临床应用】

蔡浙毅以苓桂术甘汤合三金排石汤（茯苓15g，白术12g，桂枝6g，甘草6g，急性子15g，金钱草30g，海金沙15g，鸡内金15g，王不留行15g，川楝子12g，虎杖12g）治疗尿路结石19例，结果发现苓桂术甘汤合三金排石汤治疗组明显优于单独使用三金排石汤对照组（$P < 0.05$），尿路结石的排出率约为73.3%。

张志忠以苓桂术甘汤加减（桂枝9g，茯苓10g，白术10g，甘草6g，黄芪30g，干姜5g，金钱草30g，郁金15g，鸡内金10g，怀牛膝10g。尿路感染者去干姜，加黄柏、鱼腥草；血尿者加小蓟、茜草根；腰腹部疼痛者加乌药、槟榔；腰酸膝软者加川续断、杜仲；肾盂积水者加石韦、车前子；肝肾阴虚者去桂枝、干姜，加鳖甲、枸杞子）治疗尿路结石62例。结果：肾结石治愈3例，显效4例，有效6例，无效3例；输尿管结石治愈15例，显效2例，有效1例，肾结石合并输尿管结石治愈5例，显效18例，好转3例，无效2例。总有效率91.9%。

【病案举例】

冯某某，男，70岁，1994年11月5日诊。前一天晚上突然腰痛难忍，床上滚至床下，速来我院治疗。外科以肾绞痛给予肌内注射杜冷丁后腰痛缓解。次日做 B 超检查，见左侧肾盂有 0.2cm×0.4cm 大的光团，双肾盂见 4cm×6cm 和 2.2cm×5cm 长的液性暗区，外科以肾结石伴肾积水拟收住院。病者家境贫寒，无力支付医药费用，不愿住院，请余诊治。见患者面色青暗，舌质胖大，且有齿龈，苔白厚，脉沉涩。问其三日未解大便，伴腹胀，口干不欲饮。《诸病源候论·诸淋病候》云："肾主水，水结则化为石。"此乃肾阳虚，无以化气行水也，则寒湿瘀结，秽浊积聚于大肠，阻塞尿道，水积于肾所致。方予苓桂术甘汤加味：茯苓 20g，桂枝、大黄、橘核、木通各 10g，白术、桃仁各 12g，制附子 15g，甘草 6g，2 剂。服后腰痛大减，大便已通，自行来诊，病者面色转红，精神转佳。药证相投，上方去大黄，加山楂 15g，再进 4 剂。后以健脾益气的参苓白术散善后。嘱其复查 B 超，肾盂无结石影，积水消失。随访至今，未见复发。

按　此例患者肾盂积水，乃为脾肾两虚，阳气不足，肾失开阖，气不化水所致，故用温阳利水为大法。苓桂术甘汤能温阳蠲饮，健脾利水，加用附子振奋肾气，大黄、橘核、桃仁活血可促进输尿管的蠕动，有利于结石的移动及肾盂积水的消失。全方攻补兼施，并行不悖。

五、特发性水肿

特发性水肿又称"水潴留性肥胖症"、"单纯性水钠潴留症"、"周期性浮肿"等，是因内分泌、血管、神经等诸多系统失调，而导致的一种水盐代谢紊乱综合征。本病多见于 20～50 岁生育期伴肥胖的妇女，以水肿与月经周期及体重增加密切相关为主要临床特征。本病预后良好。特发性水肿属中医学"水肿"范畴，按其病理多属阴水，与脾肾阳虚不足有关。

【临床应用】

魏晨以加味苓桂术甘汤（茯苓 15g、桂枝 10g、白术 9g、甘草 9g、泽泻 15g、生姜皮 10g、益母草 20g、红枣 15g；脾阳虚为主者加黄芪 20g、薏苡仁 30g；兼有肾阳虚者加淡附子 10g、车前子 30g）治疗特发性水肿 39 例，结果经 2 个疗程后治愈（水肿消退，临床症状消失，随访 1 年未复发）22 例，显效（水肿消退，临床症状明显减轻或部分消失）11 例，好转（水肿及临床症状均有明显减轻）5 例，无效（水肿及临床症状均无明显变化）1 例，总有效率 97.44%。

【病案举例】

1. 许某，女，49 岁，滨海县陆集乡创业村农民，1991 年 5 月初诊：水肿半年余，以两下肢为甚，按之凹陷，时缓时急，朝轻暮重、尿量减少，曾经当地卫生院查尿常规正常，予"氨苯蝶啶"口服，可暂缓。刻诊形体较丰，舌淡胖、苔滑腻，脉沉弦。此为阳虚气化不利，土虚不能制水，予苓桂术甘汤加味：茯苓 30g，川桂枝 6g，焦白术 15g，炙甘草 3g，汉防己 10g，宣木瓜 15g，生麦芽 30g，水煎服，日 1 帖。复诊：上方进服 3 帖后，尿多肿消。然精神萎顿，尤甚于前，上方加生黄芪 15g，炒薏苡仁 30g，续服 5 剂后，诸症悉解，追访 1 年，未见复发。

按 根据《素问·至真要大论》"诸湿肿满，皆属于脾"的理论，本病多属脾阳不足，而苓桂术甘汤是治疗中阳不足之痰饮病的方剂，具有温阳散寒、健脾化湿利水之功效，故选此方加味治疗。方中桂枝温经散寒，茯苓、白术、防己、木瓜健脾利水，甘草、麦芽补脾，助运化，黄芪、薏苡仁补气健脾、助化水湿。诸药合用，共奏温阳健脾化湿之功效。

2. 胡某，女，37 岁，1986 年 6 月 3 日初诊。先颜面及下肢渐至全身浮肿 2 年余。刻诊：面色㿠白，倦怠乏力，下肢皮肤按之如泥，舌红苔薄白少津，脉沉，血尿常规正常。据脉证合参，诊为气虚湿阻。投五苓散合防己黄芪汤加减，用药 10 剂，症情同前。遂改投苓桂术甘汤加味：茯苓 30g，桂枝 9g，白术 12g，甘草 6g，黄芪 30g，冬瓜皮 30g，3 剂水煎服，药后全身似有轻松感，继服 10 剂，尿量增多，浮肿消失，惟感乏力，继服原方隔日 1 剂，至 10 月 12 日来诉，已能下地劳动。

按 本患病情迁延，更医数家，所服之药多为五苓散、二仙汤、济生肾气汤等，不效。余遵仲景治痰饮大法，以温药和之，用苓桂术甘汤加黄芪、冬瓜皮通补兼施，标本同治。患者曾嫌药味过少，不料服后，二载沉病，竟获痊愈。

3. 苏某，女，21 岁，学生，1982 年 5 月 19 日诊治。自诉：2 年前无明显原因的反复浮肿，浮肿时与正常时相比，体重可相差 1 公斤之多，月经期间浮肿尤为严重，进咸食或过饱则浮肿迅起，且身重，肢痛，头眩。经某些医院认真检查，都未发现实质性病变。现症：面部及下肢明显浮肿，舌体胖大，舌边缘有齿痕，舌苔白腻，脉沉缓无力。辨证分析：长期不适当控制饮食，脾气虚损，中阳不振，湿浊内停，水饮不化，用药攻逐水饮，饮虽可去，肿可清，但更伤脾阳，故浮肿反复出现，水饮内停，阳不上达则眩，水湿外溢则肿，经络瘀滞则痛，《内经·至真要大论》曰："诸湿肿满，皆属于脾"，舌苔白腻、脉象沉缓亦属脾阳不足之象。诊断：饮证（溢饮）。治则：通阳蠲饮，健脾利水。方药：苓桂术甘汤合泽泻汤，茯苓 30g，白术 50g，桂枝 15g，甘草

10g，泽泻20g，水煎分2次温服，每日1剂，连服1周。初服无何不适，3剂之后，身重肢痛大减，浮肿转轻。1周后身重肢痛浮肿消失，眩晕减轻，饮食增加。继服1周，诸症悉退。又令其隔日1剂，连服2月，至此病已彻底痊愈。

按 《丹溪心法》有“若遍身肿，不烦渴，大便溏，小便少，不赤涩，此属阴水”的理论，本病多属脾阳不足，而苓桂术甘汤是治疗中阳不足之痰饮病的方剂，具有温阳散寒、健脾化湿利水之功效，故选此方加味治疗。方中桂枝温经散寒，茯苓、白术健脾利水，泽泻加强渗湿利水之功效。

第五节　内分泌代谢疾病

一、糖尿病

糖尿病是由遗传因素、免疫功能紊乱、微生物感染及其毒素等各种致病因子作用于机体导致胰岛功能减退而引发的糖、蛋白质、脂肪、水和电解质等一系列代谢紊乱综合征，临床上以高血糖为主要特点，典型病例可出现多尿、多饮、多食、消瘦等“三多一少”症状。本病属中医学“消渴”范畴，病机重点为阴虚燥热。然对临床症状不典型者，脾虚湿盛亦不少见。

【病案举例】

徐某，男，53岁，1983年4月21日初诊。自诉春节后口咽干燥、需频频饮水，迟则燥渴难忍，饮至腹胀仍觉口渴，昼夜饮水约七八暖瓶，小便清长舌微红，苔白腻，脉濡数。查空腹血糖108mg%，尿糖阴性。曾服清热养阴、生津止渴中药50余剂无效。笔者认为该证当属湿热为患，应燥、化同施，方选平胃散合三仁汤化裁，服3剂后来诊，口渴干燥益甚，要求更法治之。拟苓桂术甘汤主之：茯苓30g，桂枝9g，白术9g，甘草3g，嘱其先服1剂，观察病情。翌日来诉，口渴似有减轻，继服4剂症除。

按 本患初治属辨证有误，口渴饮水不解当为饮停津不上承之故，一味清热故不见效。患者饮后腹胀、小便清长，提示有脾虚不运水湿之证，苔白腻、脉濡恰为水湿停聚之征。故本病机当是中焦阳微，不能化气行水，津液失于上承所致。治当热因热用，以苓桂术甘辅助中阳、温化水湿，水湿得化，津能上承则燥渴自除。

二、高脂血症

高脂血症系指血浆中脂质浓度超过正常范围，是造成动脉粥样硬化、冠心病的重要危险因素。中医无此病名，但据临床症状分析，多认为此证因为饮食不节、过食肥甘厚腻之品，损伤脾胃所致，故可从脾胃论治。

【临床应用】

邱振伟以加味苓桂术甘汤（桂枝 3g，炙甘草 6g，茯苓 12g，制半夏10g，白术 15g，泽泻 15g，丹参 20g，红花 5g，川芎 15g，黄芪 12g，山楂 10g）治疗脾虚血瘀型高脂血症 42 例，结果显效 23 例，有效 11 例，好转 3 例，无效 5 例，总有效率 88.09%。

第六节　血液病

一、白细胞减少症

白细胞减少症，是指周围白细胞计数持续下降（一般 $< 4.0 \times 10^9$/L）所引起的一组以头晕、乏力、肢体酸软、食欲减退、精神萎靡、低热为临床表现的病症。本病属中医学"虚劳"范畴，治疗的基本原则是补益，由于脾为后天之本，肾为先天之本，故应十分重视调整脾肾，在治疗白细胞减少症时主要采用益气养血，补肾益精，健脾养胃诸法。

【病案举例】

刘某，3 个月来血常规化验 4 次，WBC 均在 2.4×10^9/L ~ 3.5×10^9/L 之间，血色素等正常。伴睡眠不安，夜晚睡觉感胸前寒冷，平时口水较多，纳差，舌质淡红，苔薄白，脉濡缓。苓桂术甘汤原方：茯苓12g，桂枝 9g，焦白术 9g，炙甘草 6g，水煎服 1 日 1 剂。6 剂后睡眠好转，胸前寒冷减轻，口水减少，饮食增加。继服上方 6 剂，诸症消失，复查血中 WBC 为 7.2×10^9/L，原方减桂枝量为 6g，又服 6 剂，复查WBC 为 7.5×10^9/L，睡眠也恢复正常。

按 本案患者纳差、口水多，伴有失眠，乃心下有留饮导致心脾阳虚，心神不安所致。饮邪当以温药和之，苓桂术甘汤温化寒饮，振奋脾、心之阳，药证合拍，故白细胞恢复正常，病症痊愈。

二、白细胞增高

白细胞增多症，是指周围白细胞计数持续增高（一般 $> 10.0 \times 10^9$/

L），多因感染、损伤、过敏、中毒、肿瘤、血液病或某些药物引起。

【病案举例】

谢某，男，13岁，从小体弱多病，从5岁起每到秋冬季节即患支气管炎。近因受寒，又发咳嗽，痰稀白量较多，查血常规：Hb130g/L，RBC 4.7×10^{12}/L，WBC 16.5×10^9/L，N 0.85，L 0.15。曾服杏苏散加减5剂，证情无好转，且伴气紧，又复查血象，WBC16.9×10^9/L，舌质淡，苔薄白，脉濡，改投苓桂术甘汤加味：茯苓24g，桂枝7g，炒白术10g，炙甘草6g，苏子9g，水煎服，1日1剂。3剂后咳嗽气紧减轻，效不更方，又进3剂，复查血中WBC降为10×10^9/L，不气紧，稍有咳嗽痰少，上方加党参9g，又服6剂，诸症消失，查血中WBC为8.5×10^9/L，后用固本咳喘丸调理，病根终被拔除。

按 本案旧有宿疾，感邪复发，白细胞增高，伴咳嗽咯痰等饮邪内停症状，究其因，系饮停中焦之证，盖饮为阴邪，多因阳虚不化，阴湿凝聚而成。今饮停于中，治宜温阳化气，从脾论治，方用温阳化饮之苓桂术甘汤加减，寒饮之邪祛除，诸症减轻，白细胞自然下降至正常。

第七节　风湿性疾病

一、类风湿关节炎

类风湿关节炎又称类风湿，是一种病因尚未明了的慢性全身性炎症性疾病，属于自身免疫性疾病。该病好发于手、腕、足等小关节，反复发作，呈对称分布。早期有关节红肿热痛和功能障碍，晚期关节可出现不同程度的僵硬畸形，并伴有骨和骨骼肌的萎缩，极易致残。类风湿关节炎的全身性表现除关节病变外，还有发热、疲乏无力、心包炎、皮下结节、胸膜炎、动脉炎、周围神经病变等。本病属中医学"痹证"、"历节"范畴，多由风、寒、湿三气杂合而致病。

【临床应用】

王亚以苓桂术甘汤化裁（基本方：白术30g，茯苓、威灵仙各20g，桂枝12g，狗脊10g，炙甘草3g。兼热者加忍冬藤、鸡血藤各30g；兼寒者加制附子10g；气虚兼风者加生黄芪30g，防风10g；上肢痛甚加桑枝10g；腰腿痛甚加独活、川牛膝各10g；久治不愈、顽痹加制马钱子0.1~0.2g。10天为1疗程）治疗痹证60例，结果治疗1~4个疗程后，临床有效39例，显效19例，无效2例，总有效率达97%。

【病案举例】

1. 李某，女，55岁，干部。1998年6月5日初诊。患者因感冒而诱发关节疼痛伴肿胀 1 周，开始四肢小关节，随后腕、踝、肘、膝、肩关节相继受累，呈对称性，局部不红，关节活动受限，以晨间显著。查 T 36℃，P80 次/分，R18 次/分，Bp16/11kPa，HR80 次/分，律齐，各瓣膜未闻及病理性杂音，双肺（－），化验检查：血沉 45mm/h，血尿酸 0.216mmol/L，类风湿因子阳性，抗 O＜500U，西医诊断为类风湿关节炎（周围型）。症见面色不华，全身乏力，不思饮食，咽干口渴，不欲饮水，舌质淡、苔白，脉濡，中医诊断为痹证。治以温阳除湿、通络止痛为大法，基本方加黄芪 20g，鸡血藤 18g，桑枝、防风、川牛膝各 10g。水煎服，每日 1 剂。2 疗程后，诸症消失，肢体活动正常，未出现关节外疾病，血沉、类风湿因子转为正常，以上方 10 剂改为蜜丸，每丸 12g，早晚各 1 丸，以巩固疗效。随访 2 年，未再复发。

按 患者不思饮食、口不渴、面无华、周身乏力症状明显，属典型脾虚症状，舌淡、苔白、脉濡为脾虚湿盛之征。故选苓桂术甘汤健脾利湿，佐加黄芪补气化湿，鸡血藤活血行血，桑枝、防风、川牛膝祛风胜湿、活血通络。诸方合用，健脾除湿，祛风通络，能疗此疾。

2. 患者赵某某，女，55 岁。患者肢体关节疼痛，遇寒则剧，腕关节肿胀，肤色不红，屈伸不利，指关节已有畸形，脉沉弦，舌苔薄白。曾长期服用泼尼松类药物，效果不显著。虽然患者之关节疼痛，屈伸不便为风寒湿邪侵犯人体的共同症状表现，但是其脉沉，舌苔薄白，遇寒则剧等，为寒邪偏胜的表现。寒为阴邪，治宜温散。所以用苓桂术甘汤加乌蛇、威灵仙、川芎、薏苡仁治疗，服药 5 剂，关节疼痛减轻，略有口渴，于前方中加白芍，防其过于辛温耗阴。共服 50 余剂，腕关节活动自如，能从事一般家务。

按 类风湿关节炎属中医学"痹证"范畴。凡属阳气不固，风寒湿相搏所致之关节疼痛，屈伸不便，甚则关节畸形，舌苔薄白，脉迟沉等症，可用苓桂术甘汤加乌蛇、威灵仙等治疗。有祛风散寒、温化水湿之功效。

二、风湿性关节炎

风湿性关节炎是一种常见的急性或慢性结缔组织炎症，可反复发作并累及心脏，属变态反应性疾病。临床症状典型者以急性发热及关节疼痛起病，发热多为轻度或中度发热，游走性多关节炎，受累关节多为膝踝、肩、肘腕等大关节，常见由一个关节转移至另一个关节，病变局部呈现红肿、灼热、剧痛，部分患者也有几个关节同时发病；不典型的患者仅有关节疼痛而无其他炎症表现，急性炎症一般于 2~4 周消退，不留后遗症，但常反复发作。若风湿活动影响心脏则可发生心肌炎甚至遗留心脏瓣膜病变。风湿性关节炎亦属于中医学"痹证"范畴，风寒湿相合侵袭人体，缠绵胶着，日久可化热，灼伤肌肤经络，可出现关节肿痛。

【病案举例】

吴某，男，46岁，木工，全身各大关节游走性疼痛反复发作四五年，近1个月来，服用消炎痛、泼尼松等药后关节疼痛缓解，但觉左侧腓肠肌及左大腿部疼痛剧烈，似刀割样，痛剧时难以忍受，呻吟不止，辗转不安，涕泪横流，痛作时不可碰触，自觉有核状物，遇寒则剧，入夜尤甚，得温稍减，患者已数月未下地行走，触地则痛剧，消瘦乏力，纳呆便溏，查：ESR 38mm/h，ASO（＋），RF（－），ANA（－）。WBC 9.8×10^9/L，N0.82，L0.18，舌质淡红、边尖略红、苔薄白根部略黄，脉沉弦。处方：茯苓15g，桂枝10g，白术10g，白芍15g，制附子10g，川牛膝15g，薏苡仁20g，生姜3片，大枣4枚，炙甘草6g。服1剂后即疼痛减轻，3剂痛减大半，7剂后即行走如常。后虽有复发，继服前方仍有效。

按　痹证多由风寒湿邪合而为病，治当祛风散寒除湿，而陈师则以为此例症乃饮留关节阻滞经络，不通而痛，故用苓桂术甘汤除饮利关节，使痛止肿消，行如常人，体现了《金匮要略》"病痰饮者，当以温药和之"的思想。

三、结节性红斑

结节性红斑是一种真皮脉管和脂膜炎症所引起的急性炎症性疾病，多见于中青年女性。表现为肢体双侧对称性或鲜红色、或暗红色、或紫红色结节性损害，压痛明显，一般不痒，以春秋季发病者为多。结节性红斑属于中医学"瓜藤缠"、"湿毒流注"、"梅核丹"、"室火丹"等范畴。本病系因素体湿热，外感风邪，蕴蒸肌肤，瘀血凝滞或素体脾虚，中阳不足，不能运化水湿，湿聚成痰，滞于肌肉，流注四肢而致。治疗当以培土除湿祛瘀为主，苓桂术甘汤培土健脾，使中阳复、气化行、瘀自消，故能疗此疾。

【临床应用】

傅丽珍以苓桂术甘汤加味（基本方：茯苓15g，甘草5g，桂枝5～10g，白术10g。双下肢结节焮热红肿疼痛明显者加黄柏10g，忍冬藤30g，萆薢30g，牡丹皮10g，川牛膝10g；双下肢结节皮色暗红，触痛明显者加丹参30g，川牛膝10g，鸡血藤30，黄柏10g；下肢肿胀明显者加车前草30g，防己10g）治疗结节性红斑56例，1周后，痊愈2例，显效2例，好转28例，无效1例；治疗2周后，痊愈28例，显效25

例，好转 3 例，无效 0 例。

第八节　神经精神系统疾病

一、血管神经性头痛

血管神经性头痛其发病机制尚未明确，临床包括偏头痛、丛集性头痛、紧张性头痛以及与组织结构无关的各类头痛。大多认为本病是一种发作性头颅血管收缩舒张功能障碍，与遗传、内分泌和精神因素有关，可因气候、劳累、月经、饮酒、饮食、情绪等诱发。本病以偏头痛最为常见，女性略多于男性，可归属中医学"头风"、"脑风"、"偏头痛"、"厥阴痛"、"夹脑风"等范畴，其理法方药多有变通。

【病案举例】

张某，男，28 岁，1990 年 2 月 5 日初诊。头痛、头晕反复发作 8 年余，加重半年。伴耳鸣，恶心，甚则呕吐痰涎，头重如裹，胃脘痞满不适，纳差，舌淡红，苔白而黏，脉滑。脑电图示：椎动脉两侧波幅不对称。经某医院诊为血管神经性头痛。此乃痰邪阻滞中焦，清阳不宣。治宜温化痰湿，苓桂术甘汤化裁。药用茯苓 15g，白术 15g，桂枝 8g，炙甘草 6g，白芷 10g，细辛 5g，全蝎 10g。上方服 40 余剂后，头痛头晕消失，复查脑血流图正常，随访至今未复发。

按　患者头痛反复发作 8 年余，临证见头重如裹、呕吐痰涎、胃脘痞满、恶心，为一派痰湿内阻征象。故治疗选用苓桂术甘汤温阳健脾化饮，细辛通九窍有利于头痛恢复，全蝎搜络熄风适疗顽疾。全方标本兼治，故服后诸症消失。

二、结核性脑膜炎

结核性脑膜炎是由结核杆菌引起的脑膜非化脓性炎症，常继发于粟粒结核或其他脏器结核病变。部分病例也可由于脑实质内或脑膜内的结核病灶液化溃破，使大量结核杆菌进入蛛网膜下隙所致。临床症状以头痛、呕吐、颈项强直、惊厥、偏瘫、意识障碍、甚至昏迷等为主要临床表现，脑脊液检查尤其是病原学检查为其主要诊断依据。

【病案举例】

裴某，女，25 岁，已婚，滨海县滨淮乡农民。因头痛、呕吐、颈项强直近一月，伴发热而于 1992 年 4 月 12 日入院。近月来无明显诱因情况下头痛（以右侧为主），呕吐剧烈时呈喷射状，颈强，发热，神倦。先后在当地卫生院、县人民医院住院治疗。1992 年 4 月 10 日县医院检查脑脊液压力较高，外观尚清、微浑、细胞数，粘蛋白性试验（＋）、蛋白定量 0.95g/L、糖 2.3mmol/L，拟诊为结核性脑膜炎，而予西药抗痨化疗、激素、脱水剂、镇静等治疗后症情尚未见减，要求中药治疗而转至本院。入院时诊头痛时缓时剧，吐频繁、颈强、烦躁、寝食几废。T38.8℃，神志尚清，双瞳等大等圆，光反射存在，颈强，心肺阴性，腹平软，四肢活动正常，颅神经（－）、克氏征（＋）、布氏征（＋）、左侧巴宾斯基征（＋＋）。舌淡稍胖、苔腻、脉弦滑。此为头痛。痰浊作祟，上扰清窍。予苓桂术甘汤加味：茯苓 30g，川桂枝 6g，焦白术 30g，生甘草 10g，小川芎 10g，青蒿 10g，全瓜蒌 20g，明天麻 6g，姜半夏 10g，生姜 3 片，水煎服，日 1 帖。（同时用异烟肼、利福平，口服，日 1 次，泼尼松、吡嗪酰胺口服，日 3 次。注：上方为基础加减，共服 9 剂，头痛缓、呕吐止，继之颈项强直亦解，3 周后除偶感头晕外，余症悉解，神经系统检查未见阳性体征，脑脊液复查：压力稍高、无色、透明、无凝块，细胞数 0.008/L、球蛋白定性试验（＋）、蛋白定量 0.58g/L、糖 2.7mmol/L。好转出院后因停服中药、抗痨药物服用不规则，病情反复再次入院，仍予苓桂术甘汤加味等治疗后病情缓解，现稳定。

按　笔者根据结核性脑膜炎的病理改变："脑膜弥漫充血、水肿、浆液纤维蛋白性渗出"和《锦囊秘录》之"液有余则为痰"，"痰之为物，随气升降，无处不到"，"凡有怪病，莫不由兹"等理论，辨证痰饮为患、上扰清窍为主要病机，论治以仲景"病痰饮者，当以温药和之"的苓桂术甘汤加味。头痛甚加天麻、川芎；呕吐甚加半夏、竹茹、生姜；颈项强直加瓜蒌、葛根；发热加青蒿、地骨皮；惊厥、偏瘫加僵蚕、全虫。

三、脑震荡后遗症之眩晕

脑震荡是指头部遭受外力打击后，即刻发生短暂的脑功能障碍。病理改变无明显变化，临床表现为短暂性昏迷、近事遗忘以及头痛、恶心、呕吐等症状，神经系统检查无阳性体征。脑震荡后遗症患者大都出现以头痛为突出的症状，疼痛性质为胀痛、钝痛、紧缩痛或搏动样痛，头痛可因用脑、阅读、震动、特殊气味、污浊空气、人多嘈杂、精神因素而加重，另常伴有失眠、记忆力减退、注意力不集中、烦躁、易激动、对外界反应迟钝，以及眩晕、多汗、无力、心悸、气急、恶心等。中医学认为本病为脑络损伤，一般多夹杂瘀血，对其后出现头晕耳鸣，时轻时重，健忘怔忡，多梦易醒，神疲乏力，脉弦滑，苔薄白等阳虚饮停者，在治疗时则需温阳、祛湿、活血兼顾。

【病案举例】

郑某某，男，41 岁。数年前因被重力撞击头部而致眩晕头痛。当时曾诊断为脑震荡。此后，即遗留眩晕一症。时作时止，数年不愈兼有健忘、心悸、神疲等症。近日眩晕发作增剧，闭目卧床，起则头晕眼花，恶心呕吐，脉象沉迟，舌苔白腻。用苓桂术甘汤温阳化水，再加赤芍、桃仁、大黄、熟附子。3 剂后大获效果，可起床料理日常生活。继进 15 剂，遂安然无恙。

按　患者头晕虽为脑震荡后遗症，多与瘀血有关，但细辨诸症，实为痰饮内停引起，故治疗时选用温阳健脾化饮之苓桂术甘汤为主方，再配以赤芍、桃仁、大黄活血，附子加强温阳化饮之力。

四、四肢麻木

四肢麻木是临床常见的症状之一，由疾病引起的病理性麻木多无明显诱因，持续时间较长，或反复发作，时轻时重，常伴有其他症状，如脑动脉硬化引起的手脚麻木，可伴有头晕、头痛、记忆力减退、视力减退、血压增高或偏低，血脂增高等改变，且这种手脚麻木是半侧的，患者年龄也偏大；颈椎病引起的麻木是患侧手或上肢麻木，伴疼痛，活动受限；多发性末梢神经炎引起的麻木是肢端（手指、脚趾）对称性麻木，伴疼痛；血栓性脉管炎也能引起趾端或足部发凉、发冷，剧烈疼痛、足背动脉搏动减弱或消失等；如有高血压的患者，反复单侧手脚麻木，应及时去看医生排除病理性麻木。麻木一症，属中医血痹范畴，其中有因脾胃虚衰，中气不足，气虚不运，肌肤失养而麻木者；亦有因气机阻滞痰湿或风湿之邪闭阻经络，致气机阻滞，脉络不利而见肢体麻木者。无论何因，总以养血通经、活络为法来选方用药。

【病案举例】

翟某，女，38 岁，干部，1991 年 5 月 18 日初诊。四肢麻木 1 年余，伴有胃脘痞闷纳差，时局部汗出，部位不定，情绪不稳，有时心悸头晕，影响工作，舌苔薄白，脉滑。处方：茯苓 20g，桂枝 12g，白术 15g，甘草 10g，天竺黄 10g，钩藤 30g，黄芪 15g，地龙 20g，僵蚕 12g，藿香 10g，泽泻 30g。水煎服，日 1 剂，服 15 剂。复诊，上述诸症均减轻，仍时感颈项四肢发麻，饮食增，汗止，情绪稳定，诊其脉浮紧，苔薄白。处方：葛根 15g，麻黄 6g，桂枝 6g，白芍 6g，甘草 6g，僵蚕 12g，大枣 3 枚，生姜 3 片。水煎服日 1 剂，服药 12 剂，诸症悉平，随访 1 年，未复发。

按　本案病因乃因痰饮所为，饮流于四肢而见肢麻；饮邪阻遏清阳而见眩晕；水饮凌于心，而见心悸；水饮停于胃脘而见痞满纳差。苓桂术甘汤为治疗痰饮之祖方，可温阳健脾化饮；加天竺黄豁痰，钩藤平肝潜阳，地龙、僵蚕化痰通络，黄芪增强补气之力，以助化饮，藿香、泽泻加强化湿之力。诸药合用，温阳健脾，补气化湿通络，使肢末肌肤得气血之滋养，而麻木消失。

五、神经官能症

神经官能症又称精神神经症，是一组精神障碍的总称，包括神经衰弱、强迫症、焦虑症、恐怖症、躯体形式障碍等。神经官能症的发病通常与不良的社会心理因素有关，不健康的素质和人格特性常构成发病的基础。其症状的出现与变化与精神因素有关，表现形式复杂多样，有的头痛、失眠、记忆力减退；有的则有心悸、胸闷、恐怖感等。如有的胃肠神经官能症患者，每当情绪紧张时出现腹泻。按本病临床症状之不同，可归属中医不得眠、百合病、虚损、脏躁、郁证和心悸等证，多因七情内伤、劳逸失调、病后失养导致阴阳失调，气机紊乱而生此症。针对患者不同的临床症状，辨证施治，使阴阳平衡，脏腑功能顺畅，消除症状。

【病案举例】

成某，女，50岁，教员，1975年7月5日诊治。头晕目眩，心下满闷，泛恶，气短，善太息，背部寒冷，夏日酷暑亦不能离毛背心。病已7年之久，经西医检查诊断为"神经官能症"，曾用许多中西药物治疗，均无效果。诊见：精神尚好，体质肥胖，面色晦暗，舌体胖大，舌边有齿痕，舌苔灰白而腻，脘腹平软，按之无痛，两下肢按之微陷不起，脉沉缓无力。辨证分析：脾胃阳虚，运化失职，饮邪留积，清阳不能上达则头晕、目眩；浊阴不能下降则心下满闷、泛恶；气机不利则气短、善太息，阳气被遏不能施布则背部寒冷。《金匮要略》说："夫心下有留饮，其人背寒冷如掌大。"而此证背部皆冷，乃是久病不愈，中阳不仅受留饮阻滞，而且阳虚更甚，故背冷之处大而重。舌脉亦为阳虚停饮之征。诊断：饮证——留饮。治则：温阳化饮，健脾和胃。方药：苓桂术甘汤。茯苓20g、桂枝15g、白术50g、甘草10g，水煎，分2次温服。上方服3剂后，病情明显好转，全身轻快，头目清爽，背冷大减，继服上方3剂，尿量增多，下肢浮肿消失，余症基本痊愈。因虑其病年深日久，劝其坚持每月服2剂，连服半年，以巩固疗效，追踪观察，疾病未再发作。

六、抗精神病药物不良反应

抗精神病药物存在很多不良反应，如流涎、体重增加等。引起体重增加的机制尚不十分清楚，可能的原因包括：药物对糖、脂肪和水盐代谢的影响，药物的镇静效果及精神症状继发的食欲亢进和运动不足等。流涎则与抗胆碱能副作用有关。据统计，使用氯氮平治疗的患者大约有6%～31%会出现过度持续流涎症状。此种流涎尤在夜晚明显，严重者可导致吸入性肺炎的发生。肥胖病可归中医学"肥满"、"痰湿"范畴，其发病与脾胃有密切关系，中医学认为脾为"后天之本"、"气血生化之源"，主"运化水湿"。因此，脾的功能失调，可直接影响其他脏腑，致使相关脏腑功能失调，阴阳不和，气机不畅，水湿代谢紊乱停于肌腠而发为肥胖。而流涎一症，可归属中医学饮证范畴，主要与脾和肺的升降运动功能失调有关。精神障碍患者长期服用氯氮平，可致中焦阳虚，脾失健运，气不化水，聚湿成饮，而生流涎之证。

【临床应用】

李志梅以加味苓桂术甘汤（茯苓20g，桂枝12g，炒白术15g，香附15g，桔梗9g，炙枇杷叶9g，炙甘草9g，姜半夏9g，陈皮9g，水煎服，日1剂，15天为1疗程。加减：流涎兼有面色苍白、食欲不振者，用上述汤药冲服香砂六君子丸6g，日2次；流涎兼有腰背酸痛、四肢不温或遗尿者，用上述汤药冲服金匮肾气丸6g，日2次）治疗氯氮平所致流涎20例，结果13例服药后无流涎，且3月未复发；治疗后症状消失，3月内复发，但流涎明显少于治疗前者5例；在治疗期间仍有少量流涎者2例，总有效率100%。

七、老年性逸病

老年性逸病是现代文明病之一，随着人们生活水平的提高，消费观念的更新，加之不少进入老年阶层的人，从工作岗位上退下来，生活习惯也有较大的变化，由劳为逸，如不注意适当的劳动、体育锻炼，极易患此病。临床若见食后反倦、卧起反疲、形体日丰、精神日衰，甚至食后便泄，寐则多梦，怔忡健忘，性情抑郁等即可诊为本病。此类患者大多舌淡或胖、苔腻。《世补斋医书》曰："夫逸之为病，脾病也。"适当的体育活动，劳作锻炼，可因四肢的运动而促进脾胃的运化，可使逸病之轻浅者不药而愈。然深重者，必须认真探究其病机，以健脾化湿、理气导滞为治。予苓桂术甘汤加味。

【病案举例】

周某，女，61岁。1990年2月初诊。患者平素体键，退休后仍操劳家务，参加一系列的社会活动。1 年前老干部体检时心电图示"心肌劳损"，医嘱注意休息。家属尤为重视，关心备至，使其手不提篮，足不出户，数月之后，遂至食后反倦、卧起反疲，体重日增，而精神日衰，并从家人不让活动变为自己懒得活动。诸医皆以为虚，先以参汤，继之十全大补膏、龟龄集等，病反日甚。刻诊倦怠乏力，食后便泄，寐则多梦，头晕身重，舌质淡胖，苔白微腻，脉象沉弦。此乃老年性逸病。脾运失健，痰湿内蕴。方选加味苓桂术甘汤：茯苓、炒白术、莱菔子各 30g，川桂枝 4g，炙远志、炒枳壳各 10g，制香附 12g，炙甘草 3g。水煎服，日 1 剂。嘱清淡饮食，停用十全大补膏、人参蜂王浆等一切补品，每日室外活动 1~2 小时。服药 9 剂，自觉体轻，精神转佳，纳增，继予香砂六君子丸调理善后，随访未发。

按 《锦囊秘录》云："痰在人身，非血非气，生于脾土，谓之津液，周流运行，血气由之，如道路然，而不可无者。但湿盛过多，加以外感，固滞于中，或煽以相火，上攻心臆，斯为患耳！凡有怪症，莫不由兹。故丹溪有十病九痰之论……"，本案老年性逸病其病理改变津液代谢失常，痰饮潜留所致。结合其临床表现，从痰论治，可用苓桂术甘汤加味以健脾温阳利湿。

参考文献

[1] 黄祥武．苓桂术甘汤的临床应用——李今庸老师临床经验拾零 [J]．2004，6（4）：48

[2] 温桂荣．苓桂术甘汤治疗杂病探微 [J]．世界中西医结合杂志，2008，3（2）：109

[3] 刘敏．陈瑞春运用苓桂术甘汤经验，江西中医药，1994，25（2）：6

[4] 俞天映．孔庆武老中医运用苓桂术甘汤验案举例 [J]．新疆中医药，1992，（4）：31

[5] 李秀珍，王碧青．苓桂术甘汤运用点滴经验 [J]．云南中医学院学，1991，14，24

[6] 白森林．苓桂术甘汤新用 [J]．江西中医药，1995，6 期增刊：19~20

[7] 屈良毅．苓桂术甘汤治久咳 [J]．湖南中医医杂，1989，4：33

[8] 马少武．苓桂术甘汤春夏服用防治哮喘 [J]．四川中医，1990，11：18

[9] 刘传法．苓桂术甘汤治疗哮喘的体会 [J]．甘肃中医，2003，16（3）：26

[10] 李洪功．苓桂术甘汤治疗胸膜炎后期 50 例 [J]．中华医学研究杂志，2004，4（4）：362.

[11] 赵文斌．苓桂术甘汤加味治疗肺癌胸腔积液的理论探讨 [J]．光明中医，

2006, 21 (12)：10－11

[12] 王娟娟, 孙治东. 章文庚老中医运用苓桂术甘汤验案 4 则 [J]. 国医论坛, 1997, 12 (5)：13

[13] 杨军玉. 苓桂术甘汤治疗结核性积液 2 例 [J]. 1998, 3：141

[14] 严敏, 赵文斌. 经方加味治疗肿瘤验案 4 则 [J]. 1999, 25

[15] 孔红兵. 马骏活用苓桂术甘汤举隅 [J]. 中医药临床杂志, 2005, 17 (3)：208

[16] 李红灿. 缓慢性心律失常的辨治体会 [J]. 云南中医中药杂志, 2004, 25 (2)：13

[17] 马丽, 徐进杰. 苓桂术甘汤加减治疗心律失常 100 例 [J]. 新中医, 2001, 33 (10)：34

[18] 王世春. 苓桂术甘汤双向调节临床应用 [J]. 1997, 17 (3)：141－142

[19] 周金兰, 周俊兰. 苓桂术甘汤加减治疗心动过缓体会 [J]. 光明中医, 2003, 18 (6)：55－56

[20] 陈树人. 苓桂术甘汤治心病验案 3 则 [J]. 实用中医内科杂志, 1997, 11 (4)：16

[21] 沈继平. 苓桂术甘汤加味治疗病态窦房结综合征 [J]. 光明中医 2006, 21 (6)：50

[22] 陈景堂, 苓桂术甘汤合四物汤加龙骨牡砺治疗心血管神经官能症 47 例, 新中医, 118

[23] 吴同启. 加减苓桂术甘汤治疗冠心病心绞痛 60 例 [J]. 中国中医药信息杂志, 2004, 11 (6)：536－537

[24] 谭树兴. 苓桂术甘汤加味治疗冠心病心绞痛 20 例 [J]. 黑龙江中医药, 2005：22

[25] 戴克敏. 姜春华教授运用苓桂术甘汤的经验 [J]. 广西中阵药, 1986, 9 (6)：12－13

[26] 乾维德. 苓桂术甘汤在异病同治中的运用 [J]. 实用中医内科杂志, 1991, 5 (3)：38

[27] 王天明, 张汉中. 苓桂术甘汤在心血管病中的运用 [J]. 河南中医, 2002, 22 (4)：5－6

[28] 刘兰英, 赵建新. 苓桂术甘汤加味治疗劳累性心绞痛 [J]. 现代中西医结合杂志, 2001, 10 (16)：1569－1570

[29] 陈超. 苓桂术甘汤加味在内科疑难病症中的应用 [J]. 中国医药学报, 2002, 17 (7)：419－421

[30] 姚远林. 苓桂术甘汤合己椒劳黄丸治疗心包积液 28 例临床观察 [J]. 湖南中医学院学报, 1992, 12 (4)：24

[31] 杨军玉. 苓桂术甘汤治顽固性积液 2 则 [J]. 国医论坛, 1997, 12 (6)：17

[32] 陈高峰. 苓桂术甘汤加减治疗肿瘤心包填塞体会 [J]. 黑龙江中医药,

2006，3：19－20

[33] 周桂珍，赵宏伟．苓桂术甘汤治疗心脏急难重危证的体会［J］．牡丹江医学院学报，2001，22（2）：41－42

[34] 赵伟东．苓桂术甘汤加味治疗风湿性心脏病自汗症41例［J］．河北中医2006，28（1）：49

[35] 蒋燕．自汗、盗汗辨析［J］．上海中医药杂志，2004，38（9）：526

[36] 周少华，王熙梅．利小便治愈老年自汗［J］．山东中医杂志，2004，23（12）：759

[37] 谢茂源．从苓桂剂和真武汤浅谈温阳法治疗水气病的临床体会［J］．中医研究2008，21（2）：49

[38] 戴克敏．姜春华教授运用苓桂术甘汤的经验［J］．广西中阵药，1986，9（6）：12－13

[39] 陈洪利，宋锡民．生脉散合苓桂术甘汤治疗低血压病68例［J］．新中医，2005，37（2）：71－72

[40] 王世春．苓桂术甘汤双向调节临床应用［J］．河南中医，1997，17（3）：141－142

[41] 郭华，李献平．聂惠民教授运用经方治疗胃痛的经验［J］．北京中医药大学学报（中医临床版），2006，13（4）：33

[42] 黄炳文．苓桂术甘汤治胃炎水气上逆［J］．光明中医杂志，1994，5：43－44

[43] 白森林．苓桂术甘汤新用［J］．江西中医药，1995，6期增刊：19－20

[44] 魏岳斌，陈绍斌．苓桂术甘汤合左金丸治疗胆汁返流性胃炎36例疗效观察［J］．中国中西医结合杂志，2004，12（2）：122

[45] 冯毅．以降为顺求胆胃举隅［J］．中国医药导报，20085（35）：151

[46] 陈培建，王德全．苓桂术甘汤应用思辨录［J］．吉林中医药，1992，1：28

[47] 谢炳国．张海峰教授运用苓桂术甘汤经验［J］．辽宁中医杂志，1987，5：3－4

[48] 王宁．苓桂术甘汤加味治疗胃下垂［C］．中国中西医结合学会第十八次全国消化系统疾病学术会议暨2006年全国中西医结合消化系统疾病进展学习班论文汇编，2006：183－184

[49] 江月斐，劳绍贤，邝枣园等．加味苓桂术甘汤对腹泻型肠易激综合征肠道菌群的影响［J］．福建中医学院学报，2006，16（6）：7－9

[50] 常宁，刁人政．苓桂术甘汤加减治疗重症监护室机械通气患者顽固腹泻39例［J］．河北中医2006，28（1）：46－47

[51] 陈潮祖．中医治法与方剂［M］．北京：人民卫生出版社，1995：301－306

[52] 潘建华．苓桂术甘汤加味治疗幽门痉挛症68例［J］．国医论坛，1998，13（4）：14

[53] 戴克敏．姜春华教授运用苓桂术甘汤的经验［J］．广西中医药，1986，9（6）：12－13

[54] 顾宁. 苓桂术甘汤为主治疗倾倒综合征 [J]. 中医杂志, 1994, 35 (3): 183 - 184

[55] 乔建士, 张家云, 陈秀民. 平胃散合苓桂术甘汤治疗残胃功能性排空障碍 [J]. 山东中医杂志, 1999, 18 (4): 160

[56] 崔新成, 刘红书. 苓桂术甘汤治疗术后胃瘫综合征 26 例 [J]. 河北中医, 2006, 28 (9): 688

[57] 张安富. 苓桂术甘汤治便秘 [J]. 四川中年, 1989, 9: 21

[58] 高瑛玲. 苓桂术甘汤治多涎 [J]. 四川中医, 1989, 8: 19

[59] 黄祥武. 苓桂术甘汤的临床应用——李今庸老师临床经验拾零 [J]. 湖北中医学院学报, 2004, 6 (4): 48, 58

[60] 田莉婷. 苓桂术甘汤治疗肝硬化失代偿期并肝性胸水疗效观察 [J]. 第十五次全国中西医结合肝病学术会议论文汇编, 2006, 250 - 251

[61] 陈超. 苓桂术甘汤加味在内科疑难病症中的应用 [J]. 中国医药学报, 2002, 17 (7): 419 - 421

[62] 孔红兵. 马骏活用苓桂术甘汤举隅 [J]. 中医药临床杂志, 2005, 17 (3): 208 - 209

[63] 刘敏. 陈瑞春运用苓桂术甘汤经验 [J]. 江西中医药, 1994, 25 (2): 6, 10

[64] 姚丽君. 加味苓桂术甘汤治疗水肿体会 [J]. 贵阳中医学院学报, 2002, 24 (2): 38 - 39

[65] 肖旭腾. 苓桂术甘汤加味治疗难治性肾病综合征 17 例 [J]. 新中医, 1994, 8: 23 - 24

[66] 张云彬. 苓桂术甘汤化学成分的实验研究 [J]. 贵阳中医学院学报, 1989 (4): 47

[67] 赵性荣. 苓桂术甘汤治疑难病验案 3 则 [J]. 河南中医, 1997, 17 (6) 12 - 13

[68] 蔡浙毅, 周锦明. 苓桂术甘汤合三金排石汤治疗尿路结石的临床观察 [J]. 中国农村医学, 1998, 26 (5): 39

[69] 张志忠. 苓桂术甘汤加减治疗尿路结石 62 例临床观察 [J]. 北京中医, 2004, 23 (2): 95 - 96

[70] 涂兆琴. 肾结石伴肾积水 2 例治验 [J]. 四川中医, 2001, 19 (2): 24

[71] 魏晨. 加味苓桂术甘汤治疗特发性水肿 39 例 [J]. 中国民间疗法, 2001, 9 (8): 37 - 38

[72] 陈超. 苓桂术甘汤加味在内科疑难病症中的应用 [J]. 中国医药学报, 2002, 17 (7): 419 - 421

[73] 陈培建, 王德全. 苓桂术甘汤应用思辨录 [J]. 吉林中医药, 1992, 1: 28

[74] 崔振儒. 钟育衡教授应用苓桂术甘汤治疗饮证经验 [J]. 黑龙江中医药, 1987, 1: 5

[75] 邱振伟, 戎装. 加味苓桂术甘汤治疗脾虚血瘀型高脂血症临床观察 [J]. 中国中医急症, 2004, 13 (11): 734 - 745

[76] 王世春. 苓桂术甘汤双向调节临床应用 [J]. 1997, 17 (3): 141 – 142

[77] 王亚, 王小军. 苓桂术甘汤化裁治疗痹证 60 例 [J]. 陕西中医, 2001, 22 (12): 736 – 737

[78] 朱孝轩, 朱纬. 杨少伯用苓桂术甘汤之经验 [J]. 中国医药学报, 1992, 7 (5): 45

[79] 刘敏. 陈瑞春运用苓桂术甘汤经验 [J]. 江西中医药, 1994, 25 (2): 6, 10

[80] 傅丽珍, 俞仰光. 苓桂术甘汤加味治疗结节性红斑 56 例 [J]. 浙江中医学院学报, 1998, 22 (6): 26

[81] 乾维德. 苓桂术甘汤在异病同治中的运用 [J]. 实用中医内科杂志, 1991, 5 (3): 38

[82] 陈超. 苓桂术甘汤加味在内科疑难病症中的应用 [J]. 中国医药学报, 2002, 17 (7): 419 – 421

[83] 朱孝轩, 朱纬. 杨少伯用苓桂术甘汤之经验 [J]. 中国医药学报, 1992, 7 (5): 45

[84] 赵性荣. 苓桂术甘汤治疑难病验案 3 则 [J]. 河南中医, 1997, 17 (6): 12 – 13

[85] 崔振儒. 钟育衡教凌应用苓桂术甘汤治疗饮证经验 [J]. 黑龙江中医药, 1987, 1: 5

[86] 刘铁榜. 精神病药所致体重增加, 国外医学精神病学分册 [J]. 2001: (28): 31 – 34

[87] 李志梅. 加味苓桂术甘汤治疗氯氮平所致流涎 [J]. 山东中医杂志 2006, 25 (4): 267

第二章

妇 科 疾 病

第一节 月经病

凡月经的周期、经期和经量发生异常，以及伴随月经周期出现明显不适症状的疾病，称为"月经病"，是妇科临床的多发病。月经病发生的主要机制是脏腑功能失调，气血不和，导致冲任二脉损伤致诸症频生。《景岳全书》说："调经之要，贵在补脾胃以资血之源，养肾气以安血之室。"故调理脾肾是治疗月经病的重要方法。

一、痛经

凡在经期或经行前后，出现周期性小腹疼痛，或痛引腰骶，甚至剧痛晕厥者，称为"痛经"。西医学将痛经分为原发性痛经和继发性痛经，继发性痛经多见于子宫内膜异位症、子宫腺肌病、慢性盆腔炎、妇科肿瘤等病证。中医学认为痛经的发生多与寒、热、气滞、血瘀、血虚等因素有关，而痰湿所致者少见，苓桂术甘所治痛经，当为痰湿下注，冲任受阻者。

【病案举例】

赵某，女，30岁。1987年5月14日初诊。经期腹痛，小腹凉，四肢沉重一年余。近半年来经行期腹痛明显加重并且经量少，色淡而带黏液。平时白带清稀而量多，但有时亦带有黏液状物，此次就诊恰值经期，舌淡体胖边有齿痕，苔白腻、脉沉滑。综上脉症合参证属痰湿流注下焦，冲任受阻，气血运行不畅，予以温阳化饮、养血活血之法，方用苓桂术甘汤加味：茯苓50g、桂枝30g、白术15g、甘草15g、当归15g，共5剂。二诊：5月24日药后腹痛大减，小腹凉亦明显减轻，经量较前显著增多但色极淡并夹有少量黏液物，尿量增加，四肢沉重基本消失，心情极为舒畅。查舌淡边齿痕、苔薄白，脉沉细略滑。湿邪虽祛但未净且脾气已虚，故继服上方加党参15g、山药20g以善后。以后嘱其每逢经前四五天即服上方直至经期结束，连续治疗3个月，诸症完全消失。

按 根据本例体胖多湿及脉症，考虑病机为痰湿下注、冲任受阻、气血运行不畅而致痛经。"病痰饮者，当以温药和之"。故应用苓桂术甘汤温阳化湿，方中茯苓甘淡健脾渗湿，白术健脾燥湿，桂枝温经通阳，甘草和中、缓急止痛，甘草与桂枝相伍又合桂枝甘草汤之意，温阳之力更强，当归性温养血活血兼祛瘀，诸药相合温经通阳祛湿，活血止痛因而获效。

二、闭经

女子年逾 18 周岁，月经尚未来潮，或月经来潮后又中断 6 个月以上者，称为"闭经"。其原因有功能性及器质性两种，下丘脑–垂体–卵巢轴的功能失调所致的闭经为功能性闭经；器质性因素有生殖器官发育不全、肿瘤、创伤、慢性消耗性疾病（如结核）等。中医学认为本病的发生不外乎"冲任亏败，源断其流"、"邪气阻隔冲任，经血不通"两方面。其中由于饮食劳倦，思虑伤脾，致脾气不足，不能推动气血运行而导致痰浊、血瘀闭阻冲任而致经闭者亦不少见。

【临床应用】

孙云芳以补阳还五汤合苓桂术甘汤（黄芪 30g，当归、茯苓、地龙、甘草各 12g，川芎、红花、白术各 10g，赤芍、桃仁、桂枝各 6g。加减法：少腹胀痛者，加五灵脂 10g，元胡 12g；烦躁易怒者，加龙胆草 12g，生牡蛎 15g；带下量多者，加怀山药 12g，车前子 15g）治疗闭经 34 例，经 10~30 日后，结果 18 例痊愈（月经来潮，量正常，随访 1 年内未出现闭经）；8 例好转（月经来潮，但量少，或月经来潮后年内又出现闭经）；8 例无效（治疗前后无明显变化）。痊愈病例 1 年后随访，4 例复发，复用本方治疗，2 例痊愈，1 例好转，1 例无效。

【病案举例】

1. 陈某，31 岁。1991 年 8 月 7 日就诊。患者 25 岁结婚，婚后常发痛经，经期错后，月经量少，多年未怀孕。现今 8 个月未来月经，下腹部坠胀，并有疼痛，形体肥胖，带下量多，烦躁易怒。舌质紫黯、苔白腻，脉滑紧。妇科检查为"附件炎"。证属气虚血瘀，痰浊阻络。治宜补气活血、化痰通络。基本方加五灵脂、车前子、龙胆草各 10g，元胡、怀山药、生牡蛎各 12g。每日 1 剂。服药 10 日后，下腹部胀痛减轻，精神食欲正常。续服药 5 日，月经来潮，经量中等，血色紫黑，4 天后月经净止，一切正常。随访 1 年未发生闭经，于 1993 年 2 月 13 日顺产一子。

按　《万氏妇人科》认为本病的病机有三："乃脾胃损伤，饮食减少，气耗血枯而不行者……一则忧愁思虑，恼怒怨恨，气郁血滞，而经不行者……一则躯肢迫塞，痰涎壅滞，而经不行者……"。所以补气活血、化痰通络是治疗本病的大法之一。本案患者恰符此病机，故选补阳还五汤补气活血通经、苓桂术甘汤温化痰浊，两方合用，气旺、血行、痰除、经络通。

2. 钱某，女，38岁。经闭6年，因经来涉水后，月经不行，用激素始通，继用之，经亦不潮。体胖，时觉心悸，身体重着，手指麻木，舌质淡，苔白，脉沉细而涩。乃气滞痰聚，阻遏经隧所致。治宜行气化痰，活血通络，方用苓桂术甘汤化裁：茯苓9g，桂枝9g，炒白术15g，甘草6g，龙牡粉各9g，法半夏9g，陈皮9g，炒枳实9g，香附9g，焦山楂15g，茺蔚子9g，远志9g，淡竹茹9g。3剂，水煎，日3次，温服。二诊：服上方后，月经来潮，仍见小腹作胀，手指关节屈伸欠利，此为痰湿未尽之象。除每月经前1周服药3剂外，另以：茯苓60g，桂枝30g，苍术、白术各30g，甘草30g，香附60g，陈皮60g，枳实60g，焦山楂120g，远志60g，茺蔚子60g，泽兰60g，当归60g，川芎30g，赤芍60g，共为小蜜丸。每次服50粒，日2次，服后，经调身健。

按 经来涉水，寒湿围困脾阳，致湿聚生痰，阻滞胞脉，而发生经闭。脾虚不能将水谷精微化为气血，而反为脂，故患者形体肥胖、身体重着；指麻、心悸乃因血虚不荣所致。此方为苓桂术甘汤与温胆汤之合方，方中苓桂术甘汤健脾涤痰，陈皮、半夏、远志、枳实、竹茹、香附理气燥湿，佐山楂、茺蔚子活血消瘀。后以丸剂善后，功效亦同。

三、经期前紧张综合征

经前期紧张综合征是妇女在经前出现一系列精神和躯体症状，随月经来潮而消失的一种疾病。临床以经前7～14天出现烦躁易怒、精神紧张、神经过敏、浮肿、腹泻、乳房胀痛等一系列症状，并随月经周期发作为特点。其发病机制尚不明确，主要有体液潴留说（主要表现为乳房胀满、体重增加、水肿）和神经递质代谢异常说（神经精神症状）。古医籍中无此病名记载，但其临床症状包括在中医的"经行发热"、"经行头痛"、"经行身痛"、"经行泄泻"、"经行浮肿"、"经行眩晕"、"经行口糜"、"经行风疹"、"经行乳房胀痛"、"经行情志异常"等病证中。如《叶氏女科证治》说："经来遍身浮肿，此乃脾土不能克水，变为肿"，说明了经行浮肿的病机，常用治疗方剂有苓桂术甘汤、五苓散、半夏白术天麻汤、当归芍药散等。其中苓桂术甘汤用于虚证之水气上逆，症见头痛、眩晕、心悸等。

【临床应用】

日本西村公宏以苓桂术甘汤治疗经前期紧张综合征 12 例，结果头痛、肩酸痛、眩晕、烦躁、抑郁、焦虑等症状在所有病例中得到显著改善，其他症状亦有不同程度的减轻。

徐晓以中西药结合方法（中药苓桂术甘汤加味：茯苓 15g、桂枝 10g、白术 10g、甘草 6g、仙灵脾 10g、巴戟天 10g、陈皮 10g、益母草 15g，水煎每日 1 剂，分 2 次服用；西药：维生素 B_6 10mg，每日 3 次，于月经前 7 天开始服用，至行经后停服，连用 3 个月经周期）治疗经行浮肿 60 例，结果显效 30 例，有效 26 例，无效 4 例，总有效率 93.3%。

刘承伟以苓桂术甘汤（茯苓 30g，桂枝 15g，白术 10g，甘草 10g。脾气虚者加党参 15g，黄芪 15g 以健脾补气，升阳化浊；肾阳虚者加制附子 10g，巴戟天 15g 以温肾行阳，利水祛湿；肝郁气滞者加青皮 10g，陈皮 6g，郁金 12g，柴胡 15g 以疏肝解郁，理气通络；血瘀者加益母草 15g，当归 10g，红花 5g 以活血化瘀；血虚者加熟地 15g，当归 15g，白芍 15g）治疗经行浮肿 46 例，结果痊愈 23 例，好转 17 例，无效 6 例，总有效率为 86.7%。

【病案举例】

1. 患者 40 岁，已婚。于 2000 年 3 月 23 日因反复出现经前颜面、四肢浮肿 1 年余前来我院门诊就诊。自诉每于经前 5～6 天出现浮肿，伴体倦乏力，四肢沉重，嗜睡，怕冷，尿少，纳呆。曾多次用"利尿剂"治疗，无明显效果，深感痛苦。经检查，肝功能、尿常规正常，B 超检查肝、脾、肾、子宫、附件均正常。临床排除心、肝、肾疾病及营养不良引起的水肿。处方：茯苓 15g、桂枝 10g、白术 10g、甘草 6g、仙灵脾 10g、巴戟天 10g、陈皮 10g、益母草 15g。每日 1 剂，分 2 次服用；维生素 B_6 10mg，每日 3 次，5 天后上述症状消失，于次月行经前有轻度眼睑浮肿出现。继用上方至行经时，连服 3 个月经周期，随访 1 年，经行浮肿未发。

按　经行浮肿是经前期紧张综合征最常见的症状之一。王淑贞认为该证系由经期前雌激素水平偏高直接作用于肾脏或间接作用于血管紧张素－醛固酮系统，然后使水钠潴留，从而出现浮肿，应用维生素 B_6 可以促进过多雌激素的廓清，消除过多雌激素对血管紧张素－醛固酮系统的作用。而苓桂术甘汤加味具有温肾健脾、利湿化水的作用，加巴戟天、仙灵脾温肾阳，除湿气，陈皮行气健脾，益母草活血化瘀利水消肿。

2. 李某，女，28 岁，工人，初诊日期 1996 年 5 月 16 日。该患者 2 年来月经前后面目及四肢浮肿，每次月经错后 10 天左右，经前胸闷，腹胀，纳食不香，肢冷不温，腰膝酸软疼痛，畏寒肢冷，经色紫暗，量少不畅，白带量多，精神倦怠，面色白，舌淡，苔白滑，脉沉细。诊为经行浮肿，证属脾肾阳虚，水湿内停，泛滥肌肤。治以温肾健脾，利水消肿，方用苓桂术甘汤加味治疗。处方：茯苓 30g，桂枝 15g，白术 10g，甘草 10g，党参 15g，制附子 10g，黄芪 15g，巴戟天 15g，山药 15g，陈皮 10g。于经行前 7 天开始服药，上方服用 5 剂后，经血已至，浮肿明显好转，经量较前增多，余症亦明显减轻，但经色仍紫暗。于下月经行前 1 周就诊，上方加益母草 10g，当归 15g，连服 7 剂，经至停药。临经前已无浮肿现象，余症亦除，随访 1 年，未见复发，告愈。

按 经行浮肿其发病机制主要与脾胃关系最为密切。若脾气虚，湿气内侵，经行时阴血下注，气随血下，脾气益虚，转输失司，水湿蕴聚，泛滥横溢，流于肌肤而成水肿。苓桂术甘汤温肾健脾，利水消肿；党参、黄芪补气助化湿气，附子、巴戟天助阳化气，山药、陈皮健脾除湿，诸药合用，温而不热，利而不峻，共奏温肾健脾，化湿利水之功，使水饮得除，而浮肿自愈。

3. 王某，女性，29 岁，孕 4 产 1，人流 3 次。患者 14 岁初潮，平素月经周期 34～37 日，每次持续 4～6 天。自诉于 3 次人流后感精神日差，平素肢倦神疲，畏寒肢冷，食欲欠佳，食少，饮食稍有不慎即腹泻便溏，经期推迟，经量中等，色淡。近 1 年来且在经期中出现面部浮肿，晨起加重，遂于 2000 年 4 月 26 日来诊。诊见患者面白、双下肢浮肿，按之没指，双睑浮肿，舌质淡，苔薄白，脉沉缓。诊断为经行浮肿，辨证属脾肾阳虚。遂投以温肾健脾利水之剂，方用苓桂术甘汤加味：茯苓 12g，桂枝 10g，白术 15g，甘草 6g，补骨脂 15g，巴戟天 15g，五加皮 12g，川芎 9g。每日 1 剂水煎分 2 次服。服药 3 剂后颜面浮肿明显好转，精神转佳，腰酸、肢冷、畏寒略见好转。效不更方，继服 2 剂。然后嘱患者于经后服六味地黄丸合归脾丸至下次月经来潮。随访 1 年未复发。

按 患者因多产伤肾，致脾肾阳虚，脾虚不能制水，肾虚不能化气行水，水湿不运，经行时气随血下，脾肾益虚。转输运化失职，水湿溢于肌肤则为水肿；脾肾虚衰，精血不足，则月经推迟，色淡；而疲乏纳差、神疲肢冷以及舌脉虚象均呈脾肾阳虚之证。故治以苓桂术甘汤温阳健脾；补骨脂、巴戟天温肾助阳以助肾化气行水之力，五加皮利水消肿，川芎行气诸药力不散；诸药合用共奏温阳、化气、行水之力。经后服六味地黄丸、归脾丸，温肾健脾，养血滋阴。

4. 吴某某，40 岁。1961 年 6 月 14 日诊。患者自幼体弱，常患咳喘之疾。婚后生活条件有所改善，身体亦渐康健。惟近年来，每行经期间，常觉头晕目眩，视物昏花，胸胁胀满，短气似喘，形寒肢冷，尿少浮肿，深恐旧疾复作，特来求治。时值行经第 2 天，经色偏淡质稀，舌质淡胖、苔薄白腻，脉沉缓弦滑。证属脾虚失运，痰湿内生，以致清阳不升，水饮阻于中，乘行经身体相对虚弱之时则显现。治宜温阳健脾，化痰降浊。遵"病痰饮者，当以温药和之"之旨，拟苓桂术甘汤加味：党参、茯苓、焦白术、泽兰各 15g，桂枝、半夏、干姜各 10g，益母草30g，甘草 5g。5 剂。药后诸症好转。后以此方略为加减，每于行经期服 5 剂，连服 3 个周期，诸症缓解。

按　经行眩晕，虚者居多，所谓"无虚不作眩"。但亦多挟痰挟瘀，故亦有"无痰不作眩"和"无瘀不作眩"之说。本例显属饮邪阻于中，清阳不升而眩晕作。《金匮要略》云："心下有痰饮，胸胁支满，目眩，苓桂术甘汤主之。"方中党参补气健脾，振奋清阳，配白术、茯苓、甘草为四君子汤，健脾除湿，布运水津；半夏、干姜化饮降逆温中；泽兰、益母草化瘀利水调经；桂枝温经散寒通阳，既助党参布张阳气，又助苓术化浊散饮；更佐泽兰、益母草利水调经。故阳气升，浊阴降，则眩晕自愈。

第二节　带下病

带下病是指带下的期、量、色、质、气味发生异常，并伴有局部或全身症状为特征的疾病。相当于西医学的阴道炎、子宫颈炎、盆腔炎、妇科肿瘤等疾病引起的带下增多。中医学认为本病主要由于湿邪为患，《傅青主女科》说："夫带下俱是湿症。"湿邪又有内外之分，但无论外湿、内湿最终导致任脉损伤，带脉失约而成带下病。带下病的治疗原则以健脾、升阳、除湿为主，辅以疏肝固肾；如湿浊从阳而化，尚要佐以清热除湿之法。

【临床应用】

刘汉明以苓桂术甘汤（茯苓 30g，桂枝 15g，白术 30g，炙甘草15g。脾虚型加人参 9g，薏苡仁 30g；肾阳虚型加鹿茸 6g 冲服；肾阴虚型加龟板 15g 冲服，茯苓减为 15g；湿热型加茵陈 30g，黄柏 12g；热毒型加野菊花 30g，白花蛇舌草 20g）治疗顽固性带下病 63 例，1～2 个疗程痊愈 23 例，3～4 个疗程痊愈 20 例，5 个疗程以上痊愈 3 例，有效 11例，无效 6 例，总有效率在 90% 以上。

【病案举例】

1. 赵某，女，47 岁，1996 年 4 月 13 日初诊。白带过多 10 年余，近 1 月加重，日换卫生巾 3 次，均湿透，时而黄白杂下，小腹隐约坠痛，四肢不温，午后胸脘痞满，食少便溏，面色萎黄，神疲乏力，下肢跗肿，舌淡胖，苔白腻，脉细弱。西医诊断为"宫颈糜烂"、"霉菌性阴道炎"。多处治疗，服过完带汤、抗生素，外用制霉菌素等罔效。中医诊断为带下病。属脾虚失运，痰湿内停型。治则：健脾化湿，温阳止带。方用苓桂术甘汤加味：白术 30g，人参 9g，茯苓 30g，桂枝 15g，薏苡仁 30g，炙甘草 15g。3 剂，4 天后复诊，服上药后白带反而增多 2 天，大便溏泻日 2 次，无其他不适。上方白术改用 20g，又服 3 剂。症状减轻，白带已少。共服 12 剂，白带止，惟有体质虚弱，改用十全大补丸月余，身体康复，随访至今无复发。

按 带下病病因虽多，但与脾湿关系最密切。无论何因，导致损伤脾气，困扰脾阳，运化失职，湿邪日积月累，侵袭阴位，下注成带。故治疗本证时选用苓桂术甘汤健脾化湿，温阳止带。本案带下日久，损伤正气，故用人参大补元气，另加薏苡仁加强健脾渗湿，利水止带之功。

2. 患者，曾某，女，37 岁，1999 年 10 月 13 日初诊。患者主诉带下量多而清稀已 4 月，加重 2 天。4 个月以来带下量多，西医诊为"慢性盆腔炎"。连日来有加重之势，前来治疗。刻诊：带下量多而清稀，小腹胀痛，腰部酸痛，尤以经期后和工作劳累后为甚，疲倦乏力，大便 2 次／日，质稀溏，口不干渴。舌质淡红，苔薄白，脉缓。中医诊为白带，证属脾肾两虚，湿浊内蕴。治宜调补脾肾，除湿止带。方用苓桂术甘汤合缩泉丸、四君子汤加减为治：桂枝、台乌药、元胡、小茴香各 9g，益智仁、党参、海螵蛸、杜仲、川续断各 15g，白术、茯苓、芡实各 30g，炙甘草 5g。2 剂，日 1 剂，水煎服。服上方 2 剂后症状稍缓，再以前方加减治疗 1 周，诸症悉除。

按 本例患者脾肾两虚，湿浊内蕴。故治以调脾补肾，除湿止带。方用苓桂术甘汤健脾化湿；加上海螵蛸、芡实止带；四君子汤健脾补气，使中焦运化功能强健，湿浊自消；小茴香、元胡行气活血止痛；杜仲、川续断补肾强壮腰骨；缩泉丸有温肾祛寒之功，为小便频数或遗尿而设，但其温肾祛寒的作用若用于下元亏虚的白带尤为适宜。

第三节 妊娠病

凡妊娠期间，发生与妊娠有关的疾病，称为妊娠病，亦称胎前病。临床常见的妊娠病有妊娠恶阻、妊娠腹痛、异位妊娠、胎漏、胎动不安、滑胎、胎死不下、胎萎不长、鬼胎、胎水肿满、妊娠肿胀、妊娠心烦、妊娠眩晕、妊娠痫证、妊娠小便淋痛等。妊娠期间由于胎体渐长，致使气机升降失润，易形成气滞湿郁、痰湿内停，可致妊娠心烦、妊娠肿胀、胎水肿满等症；其治疗原则是治病与安胎并举，凡峻下、滑利、祛瘀、破血、耗气、散气以及一切有毒药品都宜慎用或禁用。

【临床应用】

皮理广以苓桂术甘汤（基本方：桂枝 12g，茯苓 30g，白术 15g，甘草 10g。若浮肿、蛋白尿明显加冬瓜皮 15g、猪苓 12g 以健脾行水；产后肾阳虚衰，阳不治水，水气凌心，加附子 10g 以温阳行水；产前根据病情加用当归、白芍各 10g 养血安胎）治疗围产期心肌病 33 例，结果显效 15 例，有效 17 例，无效 1 例，总有效率 97.0%。其中经 X 线检查，心脏明显缩小 31 例，心脏大小无变化者 2 例；心电图正常 26 例，改善 6 例，心电图改善不明显 1 例。

【病案举例】

1. 子肿

房某，女性，26 岁，2001 年 8 月 6 日初诊。患者妊娠 5 个月，孕后常感烧心，故暴饮冷食，现面浮肢肿，神疲懒言，气短乏力，食欲不振，纳少便溏。诊见患者面白舌淡，脉缓滑无力。患者既往无慢性肾炎及高血压病史，实验室检查尿蛋白（＋）。诊为子肿，辨证属脾虚。治以健脾利水，方用苓桂术甘汤加味：茯苓 15g，桂枝 12g，白术 15g，甘草 6g，党参 30g，大腹皮 12g，生姜皮 12g。每日 1 剂水煎服。3 剂后，浮肿明显消退，余症略有好转。原方去桂枝、生姜皮，加砂仁、扁豆，再服 5 剂后浮肿消退，精神食欲转佳，便溏好转，面色红润。嘱患者注意饮食调理，多食健脾养胃之物，如莲子、红枣、桂圆等以善后。

按 《圣济总录》云"脾合土，候肌肉，土气和平，则能制水，水自传化，无有停渍，若妊娠脾胃气虚，经血壅闭，则水泛不化，湿气浸溢，外攻形体，内淫胞胎。"本患者因过食生冷，损伤脾阳，致脾运化失职，不能敷布津液，反聚为湿。水湿停聚，流于四末，泛溢肌肉，遂发为浮肿；脾虚中阳不振，故气短懒言；脾虚运化失司，故纳少便溏；而面色、舌脉均显脾虚之证。故治以茯苓、白术化气行水；桂枝、生姜皮温阳利水；党参益气健脾；大腹皮下气宽中行水。全方共奏健脾益气，温中行水之功，获效较佳。

2. 子晕

李某，女性，32 岁，2001 年 9 月 28 日初诊。患者孕 1 产 0，孕 6 个月。因眩晕兼面肢浮肿而来诊。患者 2 周前无明显原因出现眩晕，且见头面、下肢浮肿，逐渐加重，休息后稍减轻，伴有胸胁胀满，纳差，时有大便溏薄。查见患者身材矮小，略胖，下肢有凹陷性水肿，按之没指，面色少华，舌淡，苔厚腻，脉弦滑。血压 140/90mmHg（18.62/11.97kPa），追问病史平素血压正常，无眩晕宿疾。诊为子晕，辨证属水湿内停，治宜健脾利湿，化气行水。方用苓桂术甘汤加味：茯苓15g，桂枝10g，甘草6g，白术15g，石决明20g，钩藤20g，大腹皮15g。每日1剂水煎分2次服。3剂后眩晕、浮肿均明显减轻，食纳略增，血压130/80mmHg（17.29/10.64kPa）。予原方继服5剂后诸症消失而愈。

按 此患者乃高龄初产，加之体形较胖，胖人多湿，孕后加重负担，致水湿更停而发为本病。脾虚运化失司，水湿泛溢肌肤故面肢浮肿；脾虚痰浊不能运化，阻遏清阳不能上达清窍故眩晕；脾虚肝郁故胸胁胀满、纳差、便溏；而舌脉亦属脾虚肝郁之证。故治以苓桂术甘汤温阳健脾，化气行水；石决明平肝潜镇；钩藤平肝熄风；大腹皮下气宽中行水。

第四节　妇科杂病

凡不属经、带、胎、产和前阴疾病范畴，而又与女性解剖、生理特点有密切关系的疾病，称为"妇科杂病"。就病因来说可归纳为3条：外邪侵袭、情志不调、禀赋不足作用于机体，致使脏腑、经络、气血功能失调，诸症横生。妇科杂病证情多变，治疗必须以脏腑、经络、气血为核心进行辨证论治。

【病案举例】

1. 家族性女性眼圈发黑案

王某，女，36岁，干部。因眼圈发黑30余年于2002年3月28日就诊。患者皮肤白皙，自幼眼圈发黑，与睡眠无直接关系。其外婆、妈妈均自幼眼圈发黑。患者既往体健，14岁月经初潮，经、带无明显异常。经前眼圈发黑有所加重。查体：全身皮肤白，双侧眼圈发黑，以双下侧为显。心肺（-），腹软。双下肢无凹陷性水肿。NS（-）。舌淡红，苔薄，脉和缓。证属水湿运化失司，治以温阳化湿，方用苓桂术甘汤合五皮饮加减：茯苓皮12g，桂枝9g，生白术9g，炙甘草6g，生黄芪30g，制附子9g，桑白皮12g，地骨皮12g，大腹皮9g，五加皮9g，陈皮6g，茜草根30g，泽兰12g，路路通9g，白茅根6g。服药5剂后，眼圈发黑已不明显。继续以上方加减，共服药15剂告愈。随访至今，未见复发。

按　本组患者均身体健康，自幼眼圈发黑，并有明显家庭遗传倾向。其原因有待进一步研究，可能因患者眼圈局部激素水平异常使色素代谢异常有关。以中医来辨证本证属水饮上逆所致，故选苓桂术甘汤温阳化饮，五皮饮利水，加生黄芪、附子增强温阳补气化饮之力，加茜草、泽兰、路路通、白茅根加强利水之力。

2. 妇女非感染性小便淋痛案

张某，女，56 岁，患小便淋痛已 8 年，经常反复发作，经口服氟哌酸等可缓解一时，每因受凉及劳累而复发，发作时小便淋漓疼痛，屈膝跪卧，痛苦异常，小腹坠胀，拘急不舒，得热诸症略缓解，面色白、舌质淡、苔白、脉沉细无力。证属冷淋。阳虚寒凝，膀胱气化不行则小便淋痛，坐卧不宁，痛苦异常；寒性收引则小腹拘急，得热则减；气虚升提无力则小腹坠胀；面色白、舌象、脉象均为阳气虚弱之征象。治以益气升提，温阳通淋，方用补中益气汤合苓桂术甘汤加味：黄芪20g，党参10g，白术10g，当归6g，茯苓12g，桂枝10g，陈皮9g，柴胡3g，升麻3g，干姜10g，肉桂6g，甘草梢6g。5 剂，水煎服，每日服 1 剂。二诊，诸症基本消失，继服上方 10 剂，以巩固疗效，随访 9 个月未复发。

按　妇女非感染性小便淋痛属冷淋范畴，其发病机制为素体阳气虚弱，复因劳累及寒冷所伤，使阳气更虚或阳气为邪所阻，终致中气升举无力，阳虚膀胱气化失司而成本病。《证治汇补·淋病》云："又有积久淋病，用前法不效者，以补中益气汤升提阳气。"故以益气温阳，化气通淋之法，选用补中益气汤合苓桂术甘汤治疗本证能取得满意疗效。

参考文献

[1] 章宝华. 苓桂术甘汤治愈痛经证 1 例报告［J］. 锦州医学院学报，1988，(2)：126
[2] 孙云芳，贾东强. 补阳还五汤苓桂术甘汤合用为主治疗闭经三十四例疗效观察［J］. 浙江中医杂志，1994，(7)：294
[3] 黄祥武. 苓桂术甘汤的临床应用——李今庸老师临床经验拾零［J］. 湖北中医学院学报，2004，6 (4)：48，58
[4] 张苗海摘译，西村公宏. 苓桂术甘汤治疗经前期紧张症的经验［J］. 国外医学中医中药分册，2002，24 (6)：344－345
[5] 徐晓. 中西药结合治疗经行浮肿60 例［J］. 江西医药，2003，38 (2)：125
[6] 刘承伟. 苓桂术甘汤治疗经行浮肿46 例［J］. 吉林中医药，2000，3：25
[7] 潘文，郭秋霞. 苓桂术甘汤妇产科验案三则［J］. 中国民间疗法，2003，11 (3)：53－54

［8］金雪明，胡之，胡金泳．胡仲翊运用桂枝汤及其类方治疗妇科病经验［J］．
　　浙江中医杂志，2006，41（10）：577－578

［9］刘汉明，刘文亮．苓桂术甘汤治疗顽固性带下病 63 例［J］．河南中医，
　　2001，21（5）：4

［10］温桂荣．苓桂术甘汤治疗杂病探微［J］．世界中西医结合杂志，2008，3
　　（2）：110

［11］皮理广，海洋．苓桂术甘汤治疗围产期心肌病 33 例［J］．河北中医，1999，
　　21（6）：365

［12］潘文，郭秋霞．苓桂术甘汤妇产科验案三则［J］．中国民间疗法，2003，11
　　（3）：53－54

［13］丁敬远．苓桂术甘汤合五皮饮治疗家族性女性眼圈发黑 34 例［J］．湖南中
　　医杂志，2003，19（5）：33

［14］姬向阳．妇女非感染性小便淋痛 45 例治疗体会［J］．中国中医药现代远程
　　教育，2009，7（3）：91

第三章

儿 科 疾 病

第一节　小儿流涕

因小儿的鼻腔发育尚未成熟，鼻腔小，鼻黏膜血管丰富，分泌物也较多，又因小儿神经系统对鼻黏膜分泌及纤毛运动的调节功能尚未健全，故临床多见小儿流涕症状，属正常的生理现象。但对一些伴有严重打鼾、面容呆滞、鼻子扁小等鼻咽部腺样体肥大征象的小儿，可严重影响发育及体态，应及时治疗。

【临床应用】

郑勇以苓桂术甘汤化裁［茯苓8g，桂枝、白术、羌活、辛夷花、苍耳子各6g，炙甘草3g，葱白1根（切短）］治疗小儿单纯性流清涕12例，结果本组病例服上方1剂后痊愈8例，2剂后痊愈3例，3剂后痊愈1例。半年后随访2例，均未复发。

【病案举例】

患儿杨某某，男，2岁半。鼻流清涕1周，于2001年10月12日上午到门诊就诊。其母诉因气候变冷后，鼻流清涕，故给服抗生素类药，1周后仍流清涕，舌质淡、苔薄白，指纹淡红。辨证为脾肺气虚，水湿成饮。以基本方（茯苓8g，桂枝、白术、羌活、辛夷花、苍耳子各6g，炙甘草3g，葱白1根）治疗，服1剂后痊愈。半年后随访未复发。

按　流清涕为水液在体内不得输化，停聚在上，而流溢鼻腔，与肺、脾有关。肺开窍于鼻，脾主运化。脾肺气虚，运化失司，则水湿成饮。故以苓桂术甘汤温化痰饮，健脾利湿；佐以辛夷花、苍耳子辛温散寒、通窍止涕，葱白散寒通阳、羌活辛温散寒、苦温燥湿。诸药合用，温化痰饮、通窍止涕。

第二节　支气管肺炎

支气管肺炎是儿童时期常见的呼吸道疾病之一，多由细菌或病毒引起，一般起病较急。临床以发热、咳嗽、气急、鼻翼煽动及肺部有散在湿性啰音为主要特征。多见于3岁以下的婴幼儿，冬春季节及气候骤变时最易发生。若能早期及时治疗，预后良好。年龄幼小，平时体质又差，患病之后，病情容易反复，导致迁延难愈。本病中医学认为系感受外邪，郁闭肺络所致，称"肺炎喘嗽"、"肺风痰喘"、"马脾风"等。

【临床应用】

于明来以苓桂术甘汤加味（茯苓 15g，白术 12g，炙甘草 10g，桂枝 5g，鱼腥草 12g，金银花 10g，远志 10g，枇杷叶 10g）治疗小儿支气管肺炎恢复期 150 例，结果治疗组与对照Ⅰ组（中药加用氧哌嗪青霉素、头孢唑啉、头孢拉定）疗效比较无明显差异，$P > 0.05$，治疗组与对照Ⅱ组（仅用氧哌嗪青霉素、先锋霉素Ⅴ）比较有显著性差异，$P < 0.05$。

【病案举例】

男，1 岁，1999 年 11 月 4 日以发热、咳嗽、喘憋 3 天入院，T38.7℃。发育一般，神志清，呼吸稍促，鼻翼煽动，口唇无紫绀，心率 125 次/分，律整无杂音，双肺闻及中小水泡音，腹软，肝脾肋下未触及，四肢无畸形。X 线检查见双肺有小片状阴影。入院诊断支气管肺炎。应用氧哌嗪青霉素 1g、头孢拉定 1g、地塞米松 3mg 静脉滴入，每天 1 次，舒喘灵 1mg 日 2 次，急支糖浆 5ml 每日 3 次。治疗 10 天后，体温 37.9℃，喘憋消失，但仍咳嗽，喉间痰鸣，双肺闻及大中水泡音，胸部 X 线检查双肺纹理增多紊乱，左肺见有小片状模糊阴影。停用抗生素、舒喘灵、急支糖浆治疗。给予苓桂术甘汤加味：茯苓 10g，白术 12g，炙甘草 10g，桂枝 6g，鱼腥草 12g，金银花 12g，远志 10g，枇杷叶 10g。水煎服，日 1 剂。治疗 3 天后，体温正常，咳嗽、喉间痰鸣、双肺啰音消失，胸部 X 线检查双肺清。继续治疗 1 天，痊愈出院。

按　小儿支气管肺炎是儿科常见疾病，小儿多为脾虚，脾虚失于运化，水津停聚为痰，上犯蕴肺，肺为邪束，失于宣降，水津不布，聚而成痰。采用健脾渗湿为主，辅以清热止咳化痰治疗小儿肺炎的恢复期，符合小儿特点。方中苓桂术甘汤健脾渗湿，鱼腥草、金银花清肺余热，远志、枇杷叶止咳化痰。

第三节　小儿哮喘

小儿哮喘为儿科一种常见的顽固性疾病，病证发作时可见呼吸频度加快、呼吸困难，甚则张口呼吸、鼻翼煽动，多伴有咳嗽，一般病初为干咳，发作消退时咳出白色黏液样痰，严重发作时可表现为烦燥不安、紫绀、面色苍白、出冷汗。查体可见三凹征、心率加快、双肺有哮鸣音。进一步加重可出现心力衰竭的表现。慢性哮喘患儿可见肺气肿体征，在缓解期，哮喘患儿可无任何症状和体征，或仅表现为过敏性鼻炎和咽炎的症状。少数患儿可有胸部不适，肺内哮鸣音或有或无。由于发病因素复杂，防治效果殊异，不易根治。该证属于中医学哮喘、咳嗽、痰饮等范畴。对本证的病因《保婴撮要》指出该证"多因脾肺气虚，腠理不密，外邪所乘"。故治疗应多从补脾肺、化痰饮入手。

【临床应用】

姚梦华用通阳化气法以苓桂术甘汤加减（1 周岁用药剂量：茯苓 8g，川桂枝 3g，焦冬术、姜半夏各 6g，制胆南星 3g，橘红络 5g，清炙甘草各 3g。1 周岁后适当增加用药量。咳嗽较明显加炙紫菀、蒸百部、杏仁；流涕鼻塞加苏叶、辛夷、白芷；咳痰多稀白加苏子、白芥子；纳谷不馨，苔厚腻加神曲、山楂、莱菔子；大便溏薄加淮山药、诃子。每天 1 剂，水煎 2 次，每次煎 50~70ml，分多次少量饮服）治疗婴幼儿顽固性痰鸣 52 例，52 例中显效 25 例，有效 22 例，无效 5 例，总有效率 90.38%。

陈祖周以加味苓桂术甘汤（细辛 2g，麻黄 6g，五味子 6g，苏子 9g，桑白皮 10g，桂枝 6g，白术 10g，甘草 3g，茯苓 10g）治疗小儿哮喘 50 例，结果治愈 25 例（占 50.0%）：主要症状基本消失，体质恢复，感冒时未有哮喘复发，哮鸣音消失；好转 21 例（占 42.0%）：哮喘减轻，感冒时有轻度发作，两肺听到呼吸音粗糙；无效 4 例（占 8.0%）：主要症状毫无改善，病情仍反复发作。有效率 92.0%。治疗时间最短 1 个月，最长 6 个月。

【病案举例】

1. 李某，男，7 岁，时有咳嗽，偶尔喘息，骤发骤止，体胖痰盛，少气懒言，疲乏无力，自汗，2 年前在我院确诊为小儿哮喘，平素易感，纳食少，大便初硬后溏，舌体胖大边有齿痕，舌质淡、苔薄腻，脉滑。拟诊为小儿哮喘（缓解期），治当补肺固表、益气健脾。方以玉屏风散合苓桂术甘汤化裁。方示：黄芪 20g，全瓜蒌 15g，党参、茯苓、炒白术、白芍、葶苈子各 9g，苏子、法半夏、五味子各 6g，桂枝、干姜各 4.5g。且随证加减，坚持服药 2 月，在此期间，咳喘未作，纳增汗减便调，精神状态改善。

按 小儿哮喘成因虽多，但脾肺气虚为重要内因之一。尤其在哮喘缓解期，更宜补脾肺之气，化除痰饮。本案患儿平素易感，必先固表，使脾肺之气旺盛，不致因外感而引动伏邪；内需健脾化饮，杜绝生痰之源。故方选玉屏风散固表，苓桂术甘汤健脾化饮；再用苏子、葶苈子泻肺平喘，法半夏健脾化饮，五味子敛肺止咳，干姜温肺化饮。

2. 某患儿，男，8岁，2002年10月26日初诊。患哮喘已5年，曾因哮喘严重发作而多次住院，服过各种中西药物，缓解后仍经常发作。平时经常咳嗽气喘，面色苍白，形体虚胖，于3天前气候骤变受凉，至夜间即出现恶寒发热，咳嗽痰多，鼻塞流清涕，曾服小儿感冒冲剂无效，次日即出现咳喘，午后至夜间为甚。体检：体温39℃，肌肤灼热无汗，呼吸急促，咽扁桃体无肿大。胸透：两肺纹理增粗，余无殊。听诊：两肺哮鸣音明显，无湿啰音，舌质淡红，苔薄白，脉浮数。诊断：哮喘。证属脾肾虚弱，肺气不足，感受风寒，所谓本虚标实；治则标本兼顾，用加味苓桂术甘汤：麻黄6g，细辛2g，五味子6g，苏子9g，桑白皮10g，茯苓10g，桂枝6g，白术10g，甘草3g，3剂，水煎服。10月30日复诊：3剂服尽喘息已止，但仍有咳嗽，双肺哮鸣音消失，舌质微红，苔薄白，脉细数。用上方加黄芩6g，沙参10g，以清肺热，5剂后诸症平复。

按 本例为发作性哮喘，方中取麻黄宣肺平喘；配辛温之细辛入寒剂，取反以佐之之义，且细辛气盛味烈，长于疏散，能清气道，利肺脾之壅阻；加五味子之收敛，是为散中有收，防肺气耗散太过；用苏子辛温气香，善于下气消痰；桑白皮气薄性寒而善降；再加苓桂术甘汤，健脾化痰，标本兼顾。全方以清泄肺热为主，寒热并用，故平喘作用迅速而巩固，缠绵5载之顽疾终于根治。

第四节 慢性浅表性胃炎

小儿慢性胃炎系指不同病因引起的各种慢性胃黏膜炎性病变，是一种常见病。主要表现为反复性腹痛、恶心、呕吐、腹胀、食欲减退等症状。该病属于中医学"胃脘痛"、"痞满"、"吞酸"、"嘈杂"、"纳呆"等范畴。中医学认为，小儿五脏娇嫩，形气未充，脾常不足，运化功能尚未健全，易伤脾胃，出现各种胃脘不适等症状。

【病案举例】

患儿，男，12岁。1997年11月12日来诊。脘腹疼痛并经北大医院胃镜确诊为慢性浅表性胃炎已5月余。曾服多种中西药不效，昨晚喝冷饮后，脘腹剧痛。现症：面色黄，弯腰捧腹，时吐痰水，畏寒肢冷，饮食不振，大便稀溏。查体：腹软，剑突下及脐周压痛，舌质淡胖，苔白，脉濡。中医诊断：胃脘痛。辨证：脾胃阳虚，寒饮停滞。治以温中健脾，祛寒化饮。用苓桂术甘汤加减：茯苓10g，肉桂3g，白术10g，炙甘草5g，高良姜5g，木香3g，法半夏6g，5剂水煎服。药后脘腹疼痛大减，饮食增加，续服附子理中丸以巩固疗效，续观3月未复发。

按　本案患儿乃夏天过食寒凉后，损伤中阳，寒饮不化，遇冷而发。治宜温阳化饮，选取"温药和之"之苓桂术甘汤加减治疗。方中用肉桂温阳化气，散寒止痛；再加入高良姜、木香、半夏加强温阳化饮行气之力。

第五节　小儿流涎

小儿流涎多见于1岁左右的婴儿，常发生于断奶前后，是一种以流口水较多为特征的病证。病理性流涎见于口腔黏膜炎症以及神经麻痹、延髓麻痹、脑炎后遗症、吞咽困难等神经系统疾病；生理性流涎见于婴儿牙齿萌出对牙龈三叉神经的机械性刺激使唾液分泌也增多，以致流涎稍多，不应视做变态。本证中医学称为"滞颐"，认为其原因主要是脾胃积热或脾胃虚寒，不能收摄津液所致。

【病案举例】

患儿，男，3岁，1996年11月6日来诊。生后即流涎，量多清稀，需家长不时擦拭。平素纳食尚可，四末不温，大便不实。刻下症口周皮肤淡红，面色黄白，形体虚胖，舌质淡嫩，苔薄白，脉沉无力。中医诊断：滞颐。辨证：脾虚胃寒，津液失制。治宜温胃散寒，补脾摄津。方用苓桂术甘汤加味：茯苓9g，桂枝3g，白术6g，炙甘草3g，干姜3g，黄芪9g，木香3g，益智仁9g，诃子6g，5剂水煎服，每日1剂，分3次服。药后流涎大减，续服3剂，流涎遂止。3个月后因他病来诊，流涎未复发。

按　《幼幼集成·口病证治》云："盖涎者脾之液，口为脾窍，脾胃虚寒，不能收敛津液，故涎从口出而滞于颐。"本案患儿除流涎外，兼见面色黄白、形体虚胖、舌淡、苔薄白、脉沉而无力等脾胃虚寒症，故用苓桂术甘汤温中化湿，另加黄芪、木香补气调中，益智仁、诃子暖脾摄唾。

第六节　唇炎

唇炎是一种以口唇干燥、皲裂、脱屑为主要临床表现的黏膜病，按病程分可分为急性、慢性唇炎。而慢性唇炎的发病多与各种慢性长期持续性刺激有关，如干燥、寒冷，特别是与舔唇及咬唇等不良习惯有关系。本证中医称为唇风、舔疮。《医宗金鉴·外科心法要诀·唇风》曰："唇风多在下唇生，由阳明胃经风火凝结而成。初起发痒，色红肿，日久破裂流水，疼如火燎"，说明了唇炎发生的病因病机。然小儿脏腑娇嫩，为稚阴稚阳之体，脾常不足，若过食生冷寒凉，导致脾虚津液不能上荣于唇，唇炎乃发。

【病案举例】

1. 患儿，女，7岁。1995年11月20日来诊。每至秋冬则口唇干裂3年，平素喜食肥甘厚味和冷饮，厌食蔬菜水果，四肢不温，曾服数种西药不效。查体：口唇干裂，唇周皮肤淡红，身体瘦弱，面色微黄，舌质淡红，苔白滑，脉沉无力。发锌：100ppm/g（正常值>130ppm/g）。西医诊断：唇炎。中医诊断：唇风。辨证：脾阳虚弱，津失上荣。治当温补脾阳，益气升津，以苓桂术甘汤加味：茯苓10g，桂枝3g，白术10g，炙甘草5g，干姜3g，党参10g，木香3g，黄芪10g，5剂，水煎服。药后唇干减轻，续服剂，唇干消失，纳食增强，年后随访未复发。

按 中医学认为脾之华在唇，故唇炎之证病位在脾。本案患儿过食肥甘冷饮，致使脾阳损伤，运化失职，津失气化，无以上荣口唇，故发此证。故选用苓桂术甘汤温阳健脾，另加干姜加强温中之力，再配党参、黄芪健脾益气以升清。

2. 王某，男，7岁。1999年11月20日初诊。口唇干裂半年余，近2个月加重，有时略痒，经常舔唇，口干不欲饮，食纳如故，小便频数，每日10余次、大便正常。刻诊面色稍黄，口唇干裂，有褐色薄痂，舌质淡红，少苔，脉缓无力。患儿平素有贪食冷饮习惯，曾口服多种抗生素、维生素及中药，均无显效。查体：心肺正常，血常规 WBC8.2×10^9/L，RBC 3.32×10^{12}/L，PC 162×10^9/L，S 0.68，L 0.27，尿常规正常。诊断：慢性唇炎。证属脾肾阳虚，气不化津，津不上承。治宜温补脾肾，升清降浊。药用：茯苓15g，肉桂7.5g，白术10g，甘草、干姜各5g，黄芪15g，乌梅、太子参各10g，山茱萸5g，木香3g。6剂后，二诊：口唇干裂减轻，薄痂消退，局部皮肤粗糙，浮白色干皮，排尿次数明显减少，效不更方，继服6剂，口唇干裂消失，口唇周围仅少许干皮未脱净，小便正常，继服3剂巩固疗效，随访半年无复发。

按 本案唇炎患儿亦因脾肾阳虚津不上承所致。因此，仍采用苓桂术甘汤温阳化气，培中渗湿；另以干姜温脾肺之寒；黄芪补中益气；乌梅酸甘养阴；太子参益气生津；山茱萸补肾；少量木香理气助脾气升；用肉桂温阳化气。诸药合用使脾肾阳复，津液得化，病证自愈。

第七节 风湿舞蹈病

风湿性舞蹈病又称小舞蹈病，是一种多见于儿童的疾病，常为急性风湿病的一种表现。临床主要表现有不自主的舞蹈样动作，肌张力降低，肌力减弱，自主运动障碍及情绪变化。本病发病年龄多见于 5～15 岁儿童，女多于男，起病相对缓慢，与风湿热病密切相关。该病预后较好，但可复发。本病可属中医学"肝风"范畴，缘由小儿脏腑娇嫩，禀体纯阳，易感时邪，从阳化热；或饮食失节，肠胃阻滞，化火生痰；或猝受惊骇，气乱不定，最终引动肝风，而发此症。

【病案举例】

刘某，女，8 岁，1976 年 3 月 28 日就诊。其母代诉：手足间作一些不自主的动作，面肌痉挛，每日发作十余次，每次持续 1～2 分钟十余日。当时医生以镇静药治疗 3 天，未见效，而赴省级医院诊断为：小儿风湿舞蹈病。刻诊：右手足不自主的间歇性舞动，每次约 2～3 分钟，精神紧张或劳动后手足舞动较甚，发作频繁，日发二十余次，未发时如常人，形体消瘦，面色萎黄，舌淡白，脉细。家住平房，地处山区较为潮湿，脾虚湿盛，痰饮内生，阻遏脾阳，不能通达四肢，肝气不能正常疏泄，而手足不自主舞动。治以温运中阳，健脾祛湿，佐以祛风活血。方用苓桂术甘汤加味：茯苓 8g，桂枝 6g，白术 8g，甘草 3g，秦艽 6g，独活 8g，丹参 8g，刺蒺藜 8g，大枣 4 枚，3 剂。嘱其改变居住房间，注意通风，适当注意休息。服药 3 剂，症状消失，数日后因劳动过度，右手又有轻微不自主的抖动，继服原方 3 剂，至今未见复发。

按　《内经》云："诸风掉眩，皆属于肝。"此例患儿病本在脾，标在肝。患者外有风湿阻滞，内素有脾虚湿盛，中焦运化失权，营血不足，肝藏血，主筋，血源不足，筋脉失养，虚风则动；痰饮内停，肝经经脉疏泄不利，饮邪入于经则身为振振摇。用温运中焦阳气，佐以活血祛风湿药，使饮邪去，脾气生，气血运化正常，筋脉得养，肝气疏泄正常故诸症消失。

参考文献

[1] 郑勇．苓桂术甘汤化裁治疗小儿单纯性流清涕 12 例［J］．四川中医，2003，21（1）：59

[2] 于明来．苓桂术甘汤加味治疗小儿支气管肺炎恢复期 150 例［J］．山东中医杂志，2001，20（8）：466－467

[3] 姚梦华．通阳化气法治疗婴幼儿顽固性痰鸣 52 例［J］．浙江中西医结合杂志，2006，16（11）：681

[4] 陈祖周．加味苓桂术甘汤治疗小儿哮喘 50 例报告［J］．中医药临床杂志，2005，17（2）：651

[5] 李兰．燕卫主任医师对小儿哮喘的诊治经验［J］．新疆中医药，2006，24

(5)：69－71

[6] 韩谨．苓桂术甘汤儿科应用举隅 [J]．河北中西医结合杂志，1998，7（10）：
1602－1603

[7] 张瑞玲．苓桂术甘汤治疗小儿慢性唇炎举隅 [J]．辽宁中医杂志，2003，30
（5）：413

[8] 陈忠宙．苓桂术甘汤加味治疗小儿风湿舞蹈病体会 [J]．江西中医药，2001，
32（6）：61

第四章

皮肤科疾病

第一节　硬皮病

硬皮病现称系统性硬化症。是以局限性或弥漫性皮肤增厚和纤维化为特征，并累及心、肺、肾、消化道等内脏器官的结缔组织病。硬皮病属于中医学"皮痹"、"肌痹"之范畴，其病因主要是由于素体阳气虚弱，津血不足，抗病能力低下，外被风寒诸邪浸淫肌肤，凝结腠理，痹阻不通，导致津液失布，气血耗伤，肌腠失养，脉络瘀阻，出现皮肤硬如皮革，萎缩，汗孔闭塞不通而有出汗障碍，汗毛脱落等症状。皮痹日久不愈，发生内脏病变。中医辨证以脾虚血虚为主，常以健脾益气，养血活血为法选方用药。

【病案举例】

患者，女，工人，50岁。2000年7月28日就诊。患者于1974年出现全身皮肤蜡样改变，硬如皮革，张口受限。经皮肤活检病理等综合检查确诊为硬皮病，予西药合温阳化瘀中药治疗2年余，无效。10年前开始，每遇阴雨天及夏季，感胸闷难忍，EKG示T波改变，伴双下肢浮肿。就诊时诉活动后胸闷，汗出不畅，纳可，大小便可。查体：全身皮肤蜡样光泽，触之如皮革感，难以提起。两肺正常，心率82次/分，律齐，腹软，双下肢中度凹陷性水肿。舌淡红，苔滑，脉弦。拟温阳化气利水。予苓桂术甘汤合五皮饮加减：茯苓、茯苓皮各12g，桂枝9g，生白术9g，炙甘草10g，淮小麦30g，大枣10枚，生黄芪30g，制附子9g（先煎），桑白皮12g，地骨皮12g，大腹皮9g，陈皮6g，五加皮9g，泽兰12g，路路通9g。水煎服，每日1剂，连服5剂。8月2日复诊，诉双下肢浮肿明显减退，胸闷有所改善，皮肤有松软感。基本以上方加减。服药月余，皮肤基本变软，胸闷偶存在。予健脾温肾利水中药，研末吞服，巩固疗效半年。皮肤基本如常，但双手指关节因长期变形活动仍受限，遇天气变化仍感胸闷，但较前有所减轻。

按　本例患者病程较长，出现双下肢浮肿、心电图改变，日久五脏必虚；另患者遇阴雨天气及夏季时胸闷难忍，考虑与阳虚内寒有关；经温阳利水之苓桂术甘汤合五皮饮治疗后，患者双下肢浮肿很快改善，胸闷减轻，说明药已中的，故经治半载而获良效。

第二节　结节性红斑

结节性红斑是一种真皮脉管和脂膜炎症所引起的急性炎症性疾病，西医学对其病因尚不明了，可能是由于多种因素激发机体自身免疫系统而发生的一种皮肤免疫反应。临床上常见散在的皮下结节，鲜红到紫红色，大小不等，按之疼痛。以好发于小腿伸侧为特征。多见于中青年女性，以春秋季发病者为多。结节性红斑属于中医学"瓜藤缠"、"湿毒流注"、"梅核丹"、"室火丹"等范畴。其病性多属实证，也有虚实夹杂证，故临床上必须分清标本虚实、正虚邪实的轻重进行辨证治疗。

【病案举例】

患者，女，42岁，干部。因反复发作性皮肤红斑伴发热5年余，于2002年1月3日就诊。患者于1995年5月出现皮肤铜钱大小红斑，以双下肢胫骨外侧为著，触之疼痛较剧，伴发热，热度高达40℃，难以控制。确诊结节性红斑。予服免疫抑制剂及中药，停服免疫抑制剂红斑即起，热度难以控制。就诊前1年起服火把花藤片，停药仍易起红斑。就诊时诉：晨起眼睑浮肿，双下肢稍浮肿，月经白带无异常，大小便正常。查体：心肺正常，腹软，双下肢轻度凹陷性水肿。舌红，苔薄腻，脉弦。予苓桂术甘汤合五皮饮治疗，方药基本如上。患者停服其他药物，服药第2天，双下肢又出现红斑，触之无明显疼痛，亦无发热。继服中药，红斑2天后消失。患者信心增加。以基本方加减，渐去五皮饮中利水之剂，加用温肾之品，共服中药煎剂月余，病情稳定。继予温肾健脾中药研末泛丸服用，巩固疗效。患者现已停用一切药物，偶仍有红斑，但红斑无压痛，亦未再出现高热。

按　结节性红斑是一种血管炎性皮肤病，多数能自行缓解。但该患者病程迁延达5年之余，多种治疗效果不佳，停用免疫抑制剂则发热，热度不易控制。翻阅患者原用中药，多为清热解毒之剂，可能是受西医"炎症"观念影响。予苓桂术甘汤合五皮饮治疗，症状很快得以控制。

第三节　毛发红糠疹

毛发红糠疹是一种慢性炎症性皮肤病。表现为毛囊性坚硬的尖形小丘疹，中央有黑色角栓，常密集成片，表面伴糠状鳞屑。本病病因不明，儿童时期发病者可能与常染色体显性遗传有关（遗传性型），症状轻，病程迁延；成人时期发病者可能与维甲醇结合蛋白缺陷、低血浆维生素 A 或甲状腺功能障碍等有关（获得性型），发病较快，可发展为红皮病。本病与中医文献论述的"狐尿刺"相似。此病名出自唐代《千金翼方》，宋代《圣济总论·狐尿刺》中对皮疹特点、好发部位及治疗方法都有记述。中医治疗本病，必须辨证施治，随证加减，才能收效。

【病案举例】

患者，女，28 岁，干部。因四肢皮肤红疹性改变、粗糙两年半余，于 2002 年 4 月 14 日就诊。患者两年半前因四肢远端皮肤红疹性改变、粗糙，经皮肤病理活检等检查，拟诊为"毛发红糠疹"，予泰尔丝口服。服药后皮肤粗糙明显改善，但因不久出现肝功能损害停药，遂予中药治疗达 2 年之久。初服中药，皮肤红疹性改变、皮肤粗糙消退到近腕关节处，继续服药无明显进展。就诊时诉：双手下肢病变皮肤处干燥，大便干燥，二三日一行，月经、白带可。查体：双手掌侧皮肤粗糙，背侧至腕部皮肤红疹性改变，双脚背侧至近膝盖处皮肤红疹性改变，心肺正常，腹软，神经系统正常。舌红，苔薄腻，脉和缓。予苓桂术甘汤合五皮饮加减：茯苓、茯苓皮各 12g，桂枝 9g，苍术 90g，炙甘草 6g，生黄芪、炙黄芪各 30g，桑白皮 12g，地骨皮 12g，大腹皮 9g，陈皮 6g，泽兰 12g，路路通 9g。水煎服，每日 1 剂，连服 7 剂。4 月 21 日复诊，病变处皮肤变淡。原方中苍术改为 120g，稍事加减。7 天后皮肤情况进一步改善，苍术改为常规剂量。前后服药 1 个月，皮肤情况明显改善，并出现多处蜕皮。继以上法合补肾中药，研末泛丸服用，巩固疗效。随访到今，恢复良好。

按 毛发红糠疹同结节性红斑一样，同属机体炎症性病变，本例患者服泰尔丝有效，但因肝脏损害而停药，继而改服中药，初效果明显，继服则无明显好转，双手下肢病变皮肤处仍干燥，舌红，苔薄腻，脉和缓。细辨此证，当为痰饮停滞，津不荣于肌肤而致。故选用温阳化饮、利水之苓桂术甘汤合五皮饮之加减方。

第四节 湿疹

湿疹是一种常见的由多种内外因素引起的表皮及真皮浅层的炎症性皮肤病，一般认为与变态反应有一定关系，也是一种过敏性炎症性皮肤病，以皮疹多样性，对称分布、剧烈瘙痒反复发作、易演变成慢性为特征。可发生于任何年龄、任何部位、任何季节，但常在冬季复发或加剧，有渗出倾向，慢性病程，易反复发作。中医文献中记载的"浸淫疮"、"旋耳疮"、"绣球风"、"四弯风"、"奶癣"等类似西医学的急性湿疹、耳周湿疹、阴囊湿疹、异位性皮炎及婴儿湿疹等。慢性湿疹患者要注意"脾虚夹湿"的问题，病情日久，患者皮肤会呈现暗淡不红、渗液少、有淡黄色的脱屑或结痂的斑片，面色苍白、纳差、腹胀、便溏等脾虚湿停表现，此时治疗多以健脾化湿为法，方可选苓桂术甘汤加减治疗。

【病案举例】

方某，男，32 岁。1988 年 12 月 29 日诊。半月前胸腹部出现淡红色丘疹，杂有小水疱，瘙痒，渐延至腿足，密集成片，渗出大量黄色浆液。某医院皮肤科诊为急性湿疹。用西药治疗旬日，不见好转，浆液不干，裂口未合，经常衣裤湿臭。伴头晕目眩，胸脘满闷，苔白滑腻，脉左关寸尺沉细，右寸关尺滑。证属脾阳不运，水邪流注为患。法当温阳利水解毒。拟苓桂术甘汤化裁：茯苓 50g，白术、桂枝各 20g，银花 30g，全蝎 10g，甘草 6g。服药 2 剂，头晕目眩、胸满脘闷消失，浆液渗出明显减轻，裂口仅稍湿润。病有转机，原方继进 3 剂而瘥。半年后访，康复如初。

按 苓桂术甘汤为治痰饮名方，湿为阴邪，易袭阳位，而头为诸阳之会，被湿邪阻滞，故见头晕目眩；水湿停于胸膈，胸阳不振，则胸脘满闷；水湿流注胸腹腰腿，复感毒邪，则浸淫成疮。患者病已旬日，转为慢性，辨证属脾虚湿停之证，故予以苓桂术汤温阳利水，通利州都，并健脾以绝水湿之源患，另加银花、全蝎清热解毒。全方法中病机，故获捷效。

第五节　银屑病

银屑病发病原因比较复杂，病因尚未明确。近年来多数学者认为，与遗传、感染、代谢障碍、免疫功能障碍、内分泌失调有关。本病中医称"白疕"，初起为针头或绿豆大小红色点疹，逐渐扩大，有的点疹互相融合形成斑片，表面覆盖有干燥的银色鳞屑，轻轻刮除鳞屑，可见小片血点。多数患者皮疹表现为冬春季加重而夏秋季节自然减轻。

【临床应用】

蒲德甫以苓桂术甘汤探治银屑病寻常型 10 例，痊愈 8 例，显效 1 例，无效 1 例；显效时间最快 3 剂，最慢 10 剂；治愈时间最短 2 月，最长 11 月。

【病案举例】

1. 王某，男，13 岁。1986 年 6 月 22 日诊。其父述：吾儿月前发病，始见全身起红色疹子，发痒，逐渐扩大成片，表面有白屑，痒渐增剧。当地按"湿热"治疗一旬无效，访余诊治。察见全身有大小不等或融合的斑片，呈地图状，边界清楚，周围有炎性红晕，基底浸润明显，表面被覆多层银白色鳞屑，轻轻刮去鳞屑可见红色光亮的薄膜，刮去薄膜有露珠状小出血点。患儿体态肥胖，脉象滑数，舌尖红，苔白腻。诊断：银屑病。处方苓桂术甘汤加味：茯苓40g，桂枝、白术、炙甘草各10g，土苓20g。日1剂，水煎分温三服。服5剂，瘙痒已减，鳞屑变薄，基底浸润较轻，周围红晕变淡，脉滑苔白腻。原方去土苓，加地肤子15g。继服20剂后，痒微，基底淡红，鳞屑减少，皮疹缩小变平，脉滑，苔白津多。上方去地肤子。服20剂后，躯干及上肢皮损处鳞屑消除，无炎症浸润，遗留浅褐色斑，头部及下肢皮损被覆微薄鳞屑，微痒，脉滑，苔白润。上方加丹参10g。再服10剂后，头部及下肢皮损消失，留见浅褐色斑，躯干及上肢皮色如常。上方又进10剂，痊愈。次年头部复现原皮损，脱屑，发痒，以苓桂术甘汤加首乌10g，15剂而愈。追访至今，未再复发。

2. 何某，女，21岁。1987年6月10日诊。平素易呕。半年前四肢出现红斑，脱白屑，奇痒，多方求治效微，渐至腹部、背部出现散在斑片。诊见：四肢有大小形态不一的密集斑片，边缘明显，基底浸润潮红，上覆多层银白色鳞屑，将鳞屑刮去后有发亮薄膜，再刮之有点状出血，躯干亦有散在的同样皮损。脉象弦滑，舌红润，苔薄白。诊断：银屑病。处方：苓桂术甘汤加味：茯苓50g，桂枝12g，白术15g，炙甘草、半夏各10g，地肤子20g。日1剂，水煎分温三服。服10剂，呕止痒减，鳞屑变薄，基底淡红，脉弦滑，苔薄白。原方去半夏照服30剂，躯干皮损消失，留有浅白色斑，四肢皮损鳞屑微薄，炎性浸润减轻，瘙痒轻微，脉弦滑，苔薄白。上方加首乌15g，继服30剂后，四肢鳞屑全无，仅见浅白色斑，脉浮缓，苔薄白。再以上方10剂告愈，追访未见复发。

按　脾主运化津液，肺主敷布津液，阳明主肌肉。津液得布，肌肤方能润泽。若脾之运化功能障碍，肺则无津以布，且津液运行障碍，水饮停于中焦脾胃，聚而为痰，困阻气机，更伤脾之运化功能，肌肤失于濡养，而见皮肤干燥脱屑，燥胜则生风，风邪窜皮中则肤痒，风燥相搏于肌肤则生为银屑病。病因脾不健运，痰饮阻滞，津液失于输布所致，故选温阳健脾，化气行饮之苓桂术甘汤为主方治疗。使脾气健运，饮邪得消，则津液得布，肌肤润泽，其病乃愈。

参考文献

[1] 丁敬远，林仲放，徐国玲，等．苓桂术甘汤合五皮饮治疗皮肤病验案 3 则 [J]．中医药临床杂志，2004，16（1）：31－32

[2] 孙支英．苓桂术甘汤治愈湿疹 1 例 [J]．四川中医，1990，4：43

[3] 邝贺龄主编．内科疾病鉴别诊断学．第 3 版．北京：人民卫生出版社，1999：719

[4] 袁新顺，韩清宇．苓桂术甘汤加牵引治疗痰湿内停型颈性眩晕 56 例 [J]．河北中医，2003，25（5）：364－365

第五章

骨科疾病

第一节 颈性眩晕

颈性眩晕，是由于颈椎关节增生、椎体前后缘变尖、骨刺形成、椎间盘变性、颈椎的生理性前凸改变等致椎基底动脉供血不足引起。其典型临床表现为眩晕，伴恶心，呕吐，颈部僵硬不适，转颈或改变体位时加重，常反复发作。西医学以减轻椎动脉受压，增加脑部供血为治疗原则。颈性眩晕属中医学眩晕范畴。其病因不外乎风、火、痰、虚、瘀五类。本节所述之颈性眩晕均为痰湿内停型眩晕。

凡饮食不节，伤于脾胃，健运失司，水谷精微不化，聚湿成痰，痰浊中阻，清阳不升，浊阴不降，脑窍失养，眩晕由生。苓桂术甘汤乃医圣张仲景所创，具有温阳利水、健脾化湿之功效。该方组方严谨，用药简洁，被后世医家推崇为治疗眩晕之圣方。"心下有痰饮，胸胁支满，目眩，苓桂术甘汤主之"，为后世医家治疗眩晕提供了理论依据，经临床观察同样适应于颈性眩晕。同时，配合颈椎牵引，消除了因颈椎骨质增生、关节功能紊乱、生理曲度改变所致的椎动脉受压，进而改善脑部血流。两法合用，相得益彰，眩晕自止。

【临床应用】

袁新顺以苓桂术甘汤〔药物组成：茯苓 15g，桂枝 9g，白术 20g，炙甘草 6g。加减：脾胃气虚重加党参 15g、黄芪 30g；痰浊壅盛加陈皮 15g、半夏 10g；脾肾阳虚加附子 10g、干姜 10g；兼汗出恶风表虚加黄芪 30g、防风 15g；兼头痛加川芎 15g、白芷 12g；兼恶心呕吐加旋覆花（包煎）15g、代赭石 30g；兼项背部沉困不适或疼痛加葛根 20g、羌活 15g；兼上肢麻木、酸困疼痛加桑枝 15g、秦艽 15g、威灵仙 15g〕加牵引治疗痰湿内停型颈性眩晕 56 例，结果治愈 21 例，好转 33 例，无效 2 例，总有效率为 96.4%。

刘嘉吉以苓桂术甘汤加味（基本方：茯苓、桂枝、白术、炙甘草、半夏、川芎。痰浊甚者，重用茯苓、白术、半夏并酌加泽泻；兼热者，生甘草易炙甘草加泽泻；兼气虚者加党参 15g；血瘀明显者，重用川芎，酌加红花）治疗颈性眩晕症 55 例，结果本组显效 24 例，好转 25 例，无效 6 例，总有效率为 89%。

【病案举例】

1. 李某，女，40 岁，工人。发作性眩晕 1 年余。于 2000 年 10 月 11 日晨起时突感头晕目眩加重，只能侧卧位，时有恶心，呕吐 1 次。由家人背入诊室。自诉平素乏力气短，时有自汗出。查心肺未见异常，转颈欠灵活，左右旋转头部眩晕加重。医生托其枕颌部稍用力顺势牵引，眩晕顿感减轻。舌淡苔白腻，脉小滑。颈椎 X 线正侧位片示：$C_{4 \sim 6}$ 椎体前后缘骨质增生，颈椎生理曲度变直。脑血流图示：椎基底动脉供血不足。诊断：颈性眩晕。证属痰湿内停。治宜益气健脾，温阳化湿。方用苓桂术甘汤加味：茯苓 15g，桂枝 9g，白术 20g，炙甘草 6g，黄芪 30g，防风 15g，陈皮 15g，旋覆花（包煎）15g，代赭石 30g。7 剂。水煎服，日 1 剂。颈椎牵引，每日 1 次。治疗 7 日后，眩晕基本消失，仅有头部沉重感，已无恶心及呕吐，可自行下地活动。继用上法治疗 1 个疗程后，复查 X 线颈椎片：生理曲度已恢复正常。诸症消失，病告痊愈。随访 2 年未见复发。

按　本病例眩晕者当为颈椎病所致椎基底动脉供血不足引起，临证详辨，当为痰湿所致。痰浊中阻，清阳不升，浊阴不降，脑窍失养，眩晕由生。苓桂术甘汤具有温阳利水、健脾化湿之功效。同时，配合颈椎牵引，消除了因颈椎骨质增生、关节功能紊乱、生理曲度改变所致的椎动脉受压，进而改善脑部血流。双管齐下，法到病除。

2. 陶某，男，39 岁，1988 年 11 月 26 日诊。症见头晕、恶心、头痛、心悸、耳鸣、颈僵不柔，舌质紫暗，舌胖大，苔白，脉沉滑。颈椎普遍有压痛。无外伤史。血压 16/10.7kPa，颈椎双斜位像检查提示"颈椎 5~7 椎体骨质增生，椎间孔变形，关节突变尖"。诊断颈性眩晕症。中医辨证：眩晕（痰浊上犯）。方药：茯苓 30g，桂枝 6g，白术 15g，半夏 30g，泽泻 10g，川芎 10g，炙甘草 3g。服 22 剂，诸症消失。

按　眩晕之证，辨证于临床多因风、火、痰、虚、瘀所致。本案患者舌质紫暗、胖大，苔白，脉沉滑证属痰浊上犯头目挟瘀证，故治疗在苓桂术甘汤的基础上加降浊逆之半夏、泽泻和活血化瘀之川芎。张学义等认为苓桂术甘汤能清除颈椎骨质增生部位的炎性渗出水肿，从而减轻炎性渗出水肿对血管神经的压迫，达到缓解症状的目的。

第二节　腰椎病

腰椎病是指因腰椎间盘突出、滑脱、裂变、退变、畸形、不稳定以及腰椎骨质增生和韧带增生、腰椎结核、腰椎肿瘤等引起的病变，表现为以腰腿痛和腰部活动受限为主要症状的疾病通称为腰椎病，其以腰椎间盘突出症为多。本病多属中医学"腰痛"范畴。"腰为肾之府"，中医学认为腰痛的发生多与肾有关，又与寒、湿、瘀、虚密切相关。

【临床应用】

张兴华以苓桂术甘汤（茯苓、白术、薏苡仁各30g，炒杜仲、川续断、怀牛膝、狗脊各15g，细辛、制附子各10g，桂枝、甘草各6g；疼痛较剧者加醋元胡30g，郁金15g；病程较久者加全蝎10g，蜈蚣2条；身困乏力，腰腿软弱者加黄芪30g，鸡血藤15g）配贴敷（贴敷药膏：白芥子、肉桂各30g，乳香、没药各10g；随症加减：伴腰椎骨质增生症者加威灵仙30g；腿痛者加贴环跳、足三里等穴）治疗寒湿腰痛60例，结果治疗组痊愈36例，好转21例，无效3例。总有效率95%。

李海音等用血府逐瘀汤与苓桂术甘汤加减治疗腰椎间盘突出症280例，其中属寒湿证型者以苓桂术甘汤加味（茯苓、白术、醋元胡各30g，炒杜仲、川续断、薏苡仁各15g，木瓜、独活、怀牛膝各10g，桂枝、炙甘草、木香各6g；血虚者加黄芪15g，当归12g，下肢足麻木者加鸡血藤15g；下肢冷痛较甚者加细辛、附子各10g，病程久者加乌蛇、全蝎各10g）配合手法、解热镇痛药治疗，结果收到良好的效果。

第三节　进行性脊肌萎缩症

进行性脊肌萎缩的主要病变部位在脊髓前角下运动神经元和锥体束，该病病因不清，除了中毒学说、慢病毒学说等以外，还有发现雄激素受体基因突变与该病有一定的关系，该病发病年龄多数在40～50岁之间，男性多于女性，常常是缓慢进展。存活期较长，一般在5年以上，少数患者甚至存活20年以上，后期患者常死于营养障碍、肺部感染等并发症。中医辨证本证多属"痿证"，辨之临床，多由久居湿地，或涉水淋雨，致感湿邪，积渐不去，郁而生热，浸淫经脉，以致脉弛缓不用，发为肌萎缩侧索硬化症类的痿证。

【病案举例】

陈某，男，59岁，农民。1997年12月20日初诊：进行性四肢无力3年，加重伴心悸，胸闷，气短1月。患者素体体健，3年前无明显诱因出现右上肢乏力，抬举困难，遂到某大医院就诊，诊断为神经纤维损伤，予口服、肌注药物治疗（具体药物不详），效不佳。2年前出现右上肢无力，伴肌肉萎缩，并累及左侧肢体。半年前病情加重，出现双下肢乏力，萎缩，纳食量小。近1月来，上述症状加重。伴心悸，胸闷、气短，故来诊。查：患者神志清楚，形体瘦弱，面色萎黄，查体合作。抬入病房，皮肤无黄染及出血点，双侧瞳孔等大等圆，对光反应灵敏。心肺（－），舟状腹，肝脾肋下未及。四肢肌肉明显萎缩，肌力：左上肢手肌Ⅴ级，前臂Ⅳ级，上臂Ⅲ级，右上肢、手肌Ⅳ级，前臂Ⅳ级，上臂Ⅱ级，左下肢Ⅳ级，右下肢Ⅳ级。肌张力降低，双上肢腱反射（＋），双下肢腱反射（＋＋）。共济运动正常，感觉系统正常。脉沉弦滑，舌暗红，体胖，苔白润。实验室检查：血常规：RBC3.5×10^{12}/L，WBC6.4×10^9/L，N 0.75，L 0.23，C 0.02，血小板 106×10^9/L，Hb102g/L，尿、粪常规均正常。心电图正常。B超：肝、胆、胰、脾、肾未见异常。肌电图，被检肌均可见病理性自发电位，提示神经源性病变。部分被检肌可见束颤电位及巨大电位，以前角细胞病变可能性大。入院后，西医诊断为进行性脊肌萎缩症，予以肌注 TRH 神经递质药物，静点葛根素，1，6－二磷酸果糖注射液，口服维生素 C、复合维生素 B_6、辅酶 Q_{10}，治疗30天。无明显收效。因经济原因，患者要求出院。经患者同意，停用全部西药，而以中药治疗。中医辨病为痰证，辨证为脾胃亏虚，精微不运。先治以补脾益气健运升清之法，以参苓白术散化裁，共服用15剂，仅食纳稍增，余无明显改善，考虑此病虽以肢体萎弱不用为主症，但其伴有心悸、胸闷、气短之症，观其舌象，舌质暗，舌体胖大，苔白而润，脉象沉弦滑，当为痰饮之象。故遵《金匮》"病痰饮者，当以温药和之"。遂以苓桂术甘汤加味以温脾化饮，荣养筋脉。处方：茯苓15g，桂枝6g，炒白术10g，炙甘草5g，陈皮8g，半夏10g，泽泻10g，山药13g，党参10g，砂仁5g，木瓜10g，片姜黄10g，丝瓜络10g。服用5剂后，患者心悸胸闷、气短大减，食量渐增，面色转润。效不更法，以上方为主加减服用80余剂，患者肢体活动改善，肌肉渐充，又以香砂六君子丸口服调理半年，方得痊愈。

按　《内经》云："治痿独取阳明"，分析本病，多因湿邪阻滞经络，致气血乏源，不能荣养四末而发病。故治疗当利湿健脾，脾胃健旺，以正其后天之本，脾胃运化如常，则湿邪自去，热难附合，痿证可愈。再伍以温脾益气及泄水通络之药，共达健脾祛湿、扶正固本，荣养筋脉之功。

第四节　膝关节滑膜囊肿

膝关节是人体滑膜最多，关节面最大和结构最复杂的关节，由于膝关节滑膜广泛并位于肢体较表浅部位，故遭受损伤和感染的机会较多，膝关节滑膜炎主要是因膝关节扭伤和多种关节内损伤，而造成的一组以膝关节疼痛、肿胀、积液为表现的综合征。中医有"鹤膝风"一症，可参考治疗本病。

【病案举例】

患者董某，女，54岁。左膝关节肿胀疼痛半年，关节屈伸不利，行走不便，伴头晕乏力，畏冷，视物模糊，时咳，胸闷，睡眠欠佳，舌质淡，苔白，脉沉。诊见：左膝关节比右侧明显增粗，浮膑试验阳性。关节穿刺抽吸20ml黄色液体，显微镜下见"全是均质物"。西医诊断：滑膜囊肿。迭经西药消炎利尿、中药利尿消肿等治疗罔效。再诊时考虑患者素体肥胖，为痰盛之体，细辨诸症：痰浊上扰清空而头晕、视物模糊；阻遏胸膈则胸闷、时咳；扰乱心神则影响睡眠；饮留于膝则膝关节肿胀疼痛；畏冷亦为痰饮内停、阳气不通所致，舌脉亦为痰饮留滞之象。遂诊为"痰饮"之证，投以苓桂术甘汤加味：茯苓30g，白术10g，桂枝10g，甘草6g，厚朴10g，薏苡仁30g，枳壳10g，石菖蒲10g，款冬花10g。服药2剂后，患者吐痰盈盂，膝病即去，诸症渐退。

按　苓桂术甘汤乃《金匮要略》治痰饮"以温药和之"的代表方。诸家皆释"和"为调和之意。然从此病例可以看出，仲师所言之"和"有"激活"之意。用药后，顽饮即"活"，使停积于局部之痰饮凭其活力循经而入肠胃，邪有出路，诸症即去。

第五节　胸背寒冷症

胸背寒冷是骨科临床较常见病症，多因久居湿地、或有受风着凉史，而出现胸背局部寒冷感，在久坐、弯腰活动后症状加重。患者常有背部沉重、酸困感，遇湿加重。日久还可出现背部持续性寒冷酸困及束胸感，影响活动，并有心悸、胸闷及心前区疼痛等症状，易被误诊为冠心病。这类患者反复做胸部相关检查、心肺功能等检查后均无明显异常发现。

【临床应用】

曹向阳等以苓桂术甘汤（茯苓40g，桂枝、白术各15g，甘草9g）治疗胸背寒冷21例，均取得良好疗效。

【病案举例】

张某，女，41岁，2001年初春来诊。1年前患者因房屋装修，睡水泥地板3日，之后出现背心寒冷，需热水袋热敷方能缓解，1年中遇阴雨天即发作，时有胸闷感，查心电图及心肺功能无异常，拍X线片、CT未见胸椎关节异常。予以苓桂术甘汤内服，服药6剂症状减轻，继服6剂诸症消失，嘱其平时注意保暖。随诊16个月，未再复发。

按　《伤寒杂病论·痰饮咳嗽病脉证并治》篇中有"夫心下有留饮，其人背寒冷如手大"条。仲景给出了治疗原则："病痰饮者，当以温药和之。"苓桂术甘汤即为湿从寒化，阳不化水而设，多用治中阳不足之痰饮病。方中茯苓为君，取其甘淡性平，健脾利湿化饮。饮属阴邪，非温不化。故以桂枝为臣，温阳化饮。苓桂相伍，一利一温，颇具温化渗利之效，温缘于脾，脾阳不足，则湿聚为饮，故以白术为佐，健脾燥湿，俾脾气健运，则湿邪去而不复聚。使以甘草，调药和中。诸药合用，温而不热，利而不峻，实为治痰饮之良剂。痰消脾运则诸症俱消。

第六节　骨髓瘤

骨髓瘤是起源于骨髓中浆细胞的恶性肿瘤，有单发性和多发性之分，临床以多发性常见，病变发生在脊柱，并以腰椎多见。多发性骨髓瘤是由具有合成和分泌免疫球蛋白的浆细胞发生恶变、大量单克隆的恶性浆细胞增生引起易累及软组织，晚期可有广泛性转移，但少有肺转移。主要症状表现为持续的脊柱疼痛，并呈进行性加重，约 40% ~ 50% 的患者伴有病理性骨折，易出现截瘫和神经根受压症状。本证属中医学"骨瘤"、"骨疽"范畴，《灵枢·刺节真邪》："有所结，深中骨，气因于骨，骨与气并，日以益大，则为骨疽。"《外台秘要》卷二十四："久疮不瘥，瘥而复发，骨从孔中出，名为骨疽。"均说明骨疽的发生与气血虚弱有关。

【病案举例】

侯某，女，68 岁，农民。曾诊断为骨髓瘤。症见后背持续闷痛，兼背部寒冷，似凉风吹脊，背连两胁至上腹部有一环状皮肤紧束区，如腰带捆扎，面部皮肤对痛觉甚为敏感，不可触及，转动身体时内衣摩擦则疼痛难忍，虽每日口服大量"布洛芬"、"去痛片"但收效甚微，终日坐眠，不敢宽衣平卧。X 线及 CT 证实第九胸椎椎体破坏。舌质淡，苔白腻，脉弦紧。根据《金匮要略》"水在肝，胁下支满，嚏而痛"及"夫心下有留饮，其人背寒如掌大，留饮者，胁下痛引缺盆，咳嗽则转甚"，中医诊断为痰饮。投苓桂术甘汤：茯苓 12g，桂枝 10g，白术 10g，甘草 9g。每日 1 剂，水煎服。药进 3 剂后痛减，5 剂后环状紧束感基本消失，可宽衣平卧。原方再进 4 剂，腰带样捆扎感解除，疼痛消失。

按　本案患者曾诊断骨髓瘤，临证见背痛不可忍、伴寒冷、舌淡、苔白腻、脉弦紧均为寒湿停聚，瘀血阻滞经络之象。故治疗当根据病位、病性选用温阳散寒、行气胜湿、活血通络等法。方选温阳散寒祛湿之苓桂术甘汤治疗本证，服药后，阳气得温，寒湿得化，故能奏效。

参考文献

［1］张学义，刘嘉吉．苓桂术甘汤加味治疗颈性眩晕症 55 例［J］．1994（2）：5

［2］张兴华，刘天骥．苓桂术甘汤配贴敷治疗寒湿腰痛 60 例［J］．福建中医药，1998，29（6）：30

［3］李海音，柴士花，刘天骥．血府逐瘀汤与苓桂术甘汤加减治疗腰椎间盘突出症 280 例［J］．陕西中医，2000，29（8）：990－991

［4］李国栋，田庆．苓桂术甘汤治疗进行性脊肌萎缩症一例［J］．陕西中医函授，2001，（4）：19

［5］覃鹏章．苓桂术甘汤治愈滑膜囊肿一例［J］．湖北中医杂志，2006，28（9）：43

［6］曹向阳，陈利国．苓桂术甘汤治疗胸背寒冷 21 例［J］．陕西中医，2005，26（10）：1087

［7］刘建亮．苓桂术甘汤止痛验案 1 例［J］．国医论坛，1995，1：12

第六章

五官科疾病

第一节 眼科疾病

一、视疲劳

视疲劳是目前眼科常见的一种疾病，患者的症状多种多样，常见的有近距离工作不能持久，出现眼及眼眶周围疼痛、视物模糊、眼睛干涩、流泪等，严重者头痛、恶心、眩晕。它不是独立的疾病，而是由于各种原因引起的一组疲劳综合征。中医学认为眼睛与肝、心、肾、脾等各个脏腑都有密切的联系，需要五脏六腑气血精华的濡养。视疲劳在中医学属于"肝劳"范畴，《千金方》中记载："其读书、博弈等过度用目者，名曰肝劳。"《医学入门》中也指出"极目远视、夜书细字、镂刻博弈伤神，皆伤目之本"。

【病案举例】

尹某，女，36岁。近年久视则感眼肌疲劳，服补中益气汤丸可改善。此次用上药无效。眼睛感到沉重，视物模糊，欲闭目，纳食减，脘痞，漉漉有水声，肩胛骨部有一小碗处怕冷，便软，脉弦滑、苔薄白滑。张老诊为饮浊留滞，阳虚气陷。治拟涤饮温阳，升举清气。处方：茯苓20g，桂枝8g，白术12g，炙甘草6g，黄芪、党参各15g，柴胡、升麻各5g，蔓荆子10g。煎服5剂。二诊：服上药诸症告愈。嘱其续服补中益气丸1个月，随访半年从未复发。

按 视疲劳多属劳逸不当，过度用眼所致。本例患者视疲劳初服补中益气汤能缓解，以方测证当属气虚所致。此次病发服药不效，且有脘痞有声等水湿痰饮停聚症状，当为气虚日久，痰饮内停而现诸症，故治疗投以温阳健脾化湿之苓桂术甘汤。另加黄芪、党参加强补气之力，柴胡、升麻补气升提，蔓荆子清利头目。

二、中心性浆液性脉络膜视网膜病变

本病是由脉络膜毛细血管渗漏及视网膜色素上皮层损害，引起视网

膜神经上皮层下浆液性积液和组织水肿所致。属中医学"视惑"范畴，有视瞻有色，视大为小，视小为大，视直为曲，视正反斜等证候。本病有自愈倾向，部分患者视力可自行恢复，但也有部分患者黄斑因长期水肿反复发作，视细胞受到破坏，造成视力减退或丧失。本病初发阶段，即黄斑水肿渗出期，其病因病机有由饮食不节、劳倦伤脾、健运失职、水湿停留而上泛、蒙蔽清窍或湿聚成痰，痰浊上泛所致，治则当以健脾渗湿利水，方选加味苓桂术甘汤。

【临床应用】

田心明分型辨治联合西药治疗中心性浆液性脉络膜视网膜病变，其中对渗出性者方用苓桂术甘汤加减（茯苓、桂枝、白术、甘草、苍术、薏苡仁）治疗。结果有效率100%，治愈率明显高于单纯西药组。

三、黄斑区水肿

本病是由多种原因引起的以眼底黄斑区水肿为特征的病变，当水肿影响色素上皮及神经上皮引起脱离时，可使视力减退或视物变形。本病可归属中医学"视瞻昏渺"，多因年老体弱，脏气虚衰或先天禀赋不足，脾肾两虚以及肝郁火旺，痰湿化热为发病的主要因素。

【病案举例】

付某，男，32岁。1987岁3月12日诊。双目雾视，逐渐模糊不清已8日，经某医院做眼底检查，诊为黄斑区水肿。西药治疗月余，未见好转。诊见：双眼外观正常，视力：双眼数指/眼前。伴见头晕目眩，胸脘满闷，舌苔白，脉左关滑寸尺沉细，右寸关尺滑。诊为视瞻昏渺（黄斑区水肿）。证属脾虚不运，水饮上逆为患。治以温阳利水明目。拟苓桂术甘汤化裁。桂枝、白术、茯苓、枸杞各16g，甘草10g。服2剂后，2cm内可识人，头晕目眩消失，胸脘闷满亦减其半。守方6剂，视力为1.2，诸症悉除。嘱服归脾丸1月善后，1年后访，康复如故。

按 水肿一症，多与脾虚痰湿有关，脾虚则气不化津，痰饮内停。痰饮之邪抑遏上升之阳，故头晕目眩，痰饮流注胸间，则胸脘满闷；水饮上凌于目，则雾视不明。方以桂枝温通阳气，助膀胱气化；白术健脾以制水；茯苓利水渗湿；甘草助脾气，加枸杞补肾阳兼以明目。全方有使脾土健旺，痰饮得化之功。归脾丸善后者，可益气养血，滋养肝目。

四、病毒性结膜炎

病毒性结膜炎是一种常见的结膜炎，可由多种病毒引起。临床上可归纳为急性滤泡性结膜炎、亚急性或慢性结膜炎。临床表现为眼痒、分泌物和结膜充血。轻度的病毒性结膜炎有迅速自限性，严重的可有全身复杂症状。本病属中医学"红眼病"、"暴发火眼"范畴，一般为外感风热邪毒所致，但亦有水湿、瘀血所致者。

【病案举例】

刘某，女，15岁。1981年7月诊。患眼疾，白睛暗红，眼胞浮肿，羞明流泪，视物昏蒙，胸闷舌润，脉沉细，在本院五官科及外院眼科诊治，诊断为病毒性结膜炎。服清热疏风药无效而昏蒙更甚。细审本证，非一般风火眼病，乃属水阻而致血滞，清窍不利之证，故眼虽红却暗，且泪冷无眵。清凉药不能行水，反致瘀血，故不能取效，此所谓"服寒反热，治其旺气也"。当用利水通窍法治之。处方：茯苓24g、桂枝8g、白术12g、甘草6g、细辛5g、车前子10g。3剂而缓。

五、眼底动脉硬化

眼底动脉硬化有老年性生理性动脉硬化和继发性动脉硬化两种。前者仅表现为视网膜动脉普遍稍变细，后者常伴有全身血管系统的异常变化，例如动脉粥样硬化、高血压、糖尿病等患者，除有相应的全身症状外，往往合并眼底视网膜动脉变细、变直，呈铜丝或银丝样改变，与静脉交叉处可见硬化的动脉压迫静脉，称交叉压迫；重者则发生视网膜血管的痉挛、狭窄甚至阻塞、出血，并可出现视网膜的渗出、水肿等改变。本病多见于中医肝血不足、瘀血阻滞目络病证中，治疗多以养肝明目、活血为法，但临证亦有痰饮阻滞目络者，需审证治之。

【病案举例】

邱某，女，56岁。两眼视前见黑花飞舞，病起年余，视力逐减。其人面虚浮，体肥胖，眼胞肿，常感头晕头痛，胸口闷，舌体胖大，脉象偏于沉细。眼科检查结果：眼底动脉硬化，视网膜乳头苍白萎缩，晶体浑浊。此病缘在中焦饮蓄，导致清浊升降失常，浊气不降，则清纯之精气不能上供于目，倘一意滋补填精，壅塞络道，精气不能上奉于目，斯时利水行血，疏通肝络，乃为正治。遂疏方：茯苓30g，白术15g，桂枝18g，甘草6g，丹皮、车前子、夜明砂、茺蔚子各10g。出入服用百余剂，诸恙渐平复，眼前黑花若失，至今稳定。

第二节　耳病

一、分泌性中耳炎

分泌性中耳炎是以传导性聋及鼓室积液为主要特征的中耳非化脓性疾病，是引起听力障碍的常见原因之一。该证中医称之为耳胀耳闷，多因邪气滞留、气血瘀阻而致；对于急性发作者以宣肺散邪，行气通窍为主；对于反复发作慢性者多以行气活血、通窍开闭为法。用苓桂术甘汤者多为痰饮为患。

【临床应用】

刘谊以苓桂术甘汤加味（药物组成：茯苓、桂枝、白术、甘草。液体量多质清稀可加泽泻、猪苓。耳闷胀甚者加菖蒲、僵蚕、路路通。积液量少较黏稠加浙贝母、全瓜蒌。量少不能抽出加桃仁、红花）治疗慢性分泌性中耳炎26例，结果治愈13例，好转9例，无效4例，总有效率84.6%。

【病案举例】

王某，男，45岁，2005年12月3日初诊，主诉右耳耳鸣耳闷伴听力减退3月余。现病史：3月前外感发热，经治疗头痛、发热、咳嗽等症状缓解，但右耳耳闷胀始终不解，时轻时重，头部运动或打哈欠时耳内有水声，曾多次来我科治疗，行鼓室穿刺术及西药治疗，当时效果明显，疲劳或外感时症状复发加重，每次穿刺均有积液，刻下患者耳胀闷如物阻隔，听力减退，时伴耳鸣，舌淡苔白腻脉沉，检查右外耳道通畅，鼓膜内陷，活动降低，鼓膜可见一水平暗影，西医诊断为慢性分泌性中耳炎，中医诊断为耳胀耳闭，予以苓桂术甘汤加减。方药：茯苓30g，桂枝20g，白术10g，甘草6g，黄芪30g，浙贝母10g，全瓜蒌30g，6剂后耳胀闷症状改善，查鼓膜后水平暗影消失，原方加桃仁10g，红花10g，再服12剂，诸症皆除，听力检查恢复正常，3月后随访无复发。

按　痰饮都是水液代谢失常、停留机体的病理产物，停留体内可使清阳不升致耳鸣、耳聋、眩晕。现代研究认为利小便消肿能解除内耳前庭、迷路水肿，减轻神经压迫，促进局部淋巴回流。苓桂术甘汤可显著降低血液黏度、红细胞聚集指数、红细胞电泳时间，间接影响红细胞变性，减少渗出，使鼓室内出现的漏出液减少，改善中耳通气引流。所以，用苓桂术甘汤治疗慢性分泌性中耳炎可以有显著的疗效，在临床中也得到了验证，尤其对中耳积液较多需反复抽取者更为有效。

二、耳聋

听觉系统的传音、感音功能异常所致听觉障碍或听力减退，概称为耳聋。一般认为语言频率（0.5、1.2Hz）平均听阈在 26dB 以上，即有听力障碍，听力损失在 70dB 以内者称重听，在 70dB 以上者为聋，临床上习惯统称为聋。中耳炎、鼓膜穿孔、听小骨破坏、咽鼓管通气障碍、药物中毒、强噪声、长期刺激、高热、遗传因素、内耳供血障碍、病毒感染、老年退行性变化等都是引起耳聋的原因。耳聋一证，中医临床多见肾水亏乏、髓海空虚，或肝阳上亢、肝气郁结，风火上扰清空或为外界巨声震伤，致气血逆乱或鼓膜外伤所致。

【病案举例】

李某，女，26 岁，农民，已婚。1997 年 6 月 30 日初诊。主诉：20 天前下棉田除草，气候炎热，出汗较多，口渴不已，乃饮山泉之水。中午回家后自觉头晕头重，耳鸣鼻塞，逐渐加重，至当晚二更许，双侧耳聋如塞，与家人议事亦靠打手势。次日到当地卫生院求诊，经西医打针服药 3 日，乏效，乃改服中药三仁汤加苍术、藿香、石菖蒲之类，连服 7 日，亦无好转。患者焦急，遂到某县人民医院五官科检查，意见为"双耳鼓膜完好，耳内无异物"，诊断为"神经性耳聋"。服西药近一旬仍无明显好转。后由其弟介绍，邀余往诊。症见：面色晦暗，四肢困倦，耳聋如塞，鼻流清涕，头晕恶心，口淡食少，尿少便溏，舌淡、苔白滑，脉沉稍有力。辨为脾胃阳虚，水饮内停之证。拟健脾利湿、通阳化水之法，予苓桂术甘汤加生姜。处方：茯苓、白术、生姜各 20g，桂枝、炙甘草各 10g，每日 1 剂。服药 3 剂，患者忽觉耳中作响，顿时双耳听力复常，余症渐平，经随访未再发。

按　本例患者则因夏月饮冷过度，致中阳受损，脾失运化，水饮内停，上蒙清窍而致耳聋。舌淡、苔白滑、脉沉有力皆为水饮内停之象。故治疗选用温阳健脾化饮之苓桂术甘汤而能获效。

三、梅尼埃病

梅尼埃病是内耳膜迷路积水的一种内耳疾病，多为单侧。其特点为阵发性眩晕、波动性耳聋、耳鸣。多以突然发作，患者感到自身旋转或周围物体环绕自身旋转，患者常取一定体位闭目静卧，不敢转动，有时因惊骇而倒地，但神志清醒。眩晕发作时常伴有面色苍白、出冷汗、恶心、呕吐、血压下降等症状。发作后可完全恢复正常，多次发作可遗留耳聋。本病病因一般认为与自主神经功能失调有关。本病属中医学"眩晕"范畴，其发生多由情志所伤，肝气郁结、肝火上炎；或由劳伤过度，伤及气血、血虚生风上扰所致。

【临床应用】

苏清学以苓桂术甘汤加减治疗梅尼埃病81例，结果治愈51例，显效22例，有效6例，无效2例，有效率为97.54%。

林玉奎以苓桂术甘汤加味（茯苓30g，桂枝15g，白术10g，甘草10g，生牡蛎30g，泽泻5g。恶心呕吐者加半夏15g，生姜10g；耳鸣耳聋者加蝉蜕15g，石菖蒲10g；心烦失眠者加浮小麦30g，大枣8枚；气短乏力者加党参15g，生黄芪15g；肝阳上亢者加钩藤15g，生龙骨30g）治疗内耳眩晕症83例，服药20日以上，结果治愈78例，好转4例，无效1例，总有效率为98.8%。服药见效时间最短为2天，最长为7天。其中复发者4例，再服本方仍然有效。

【病案举例】

1. 冯某，女，47岁，1993年2月28日初诊。患者于前一天清晨突然发病，头晕目眩，恶心呕吐，经西医诊为内耳眩晕症，给以输液，并用安定、维生素 B_1、维生素 B_6、谷维素等治疗无效，邀余诊治。刻下：头晕目眩，闭目伏卧，睁眼则眩晕加剧，伴恶心呕吐，吐物为痰涎样物，两耳鸣响，听力减退，心烦易怒，二便尚调，面浮。查体见眼球水平样震颤，舌色淡而润滑，舌苔白滑，脉沉弦细。诊断：内耳眩晕症。证属痰浊中阻，阳气闭郁不能上养清窍所致。治以温阳益气，化痰定眩。方药：茯苓30g，桂枝15g，炙甘草10g，白术15g，法半夏20g，泽泻20g，蝉蜕15g，菖蒲10g，浮小麦30g。水煎服，每日1剂。服药2剂后，眩晕、耳鸣减轻，呕吐恶心消失，3剂后上班工作，继续服药1周，诸症悉除，复如常人。随访2年，一直坚持上班，从未复发。

按　西医学认为该病由内耳迷路水肿，局部微循环障碍所致。中医学认为眩晕的病因不外乎风、火、痰、虚四端，其病机与肝脾肾三脏关系最为密切，如脾失健运，痰饮内停，清阳不升可导致眩晕。此时治疗需要健脾温阳化饮，苓桂术甘汤恰中病机。

2. 孙某，女，53岁，干部，反复发作头晕目眩，伴恶心呕吐五六年，近1个月来加重，发则天旋地转，不能睁眼，甚则昏眩欲仆，头痛如劈，耳鸣如蝉，双目畏光，须用帕布遮盖，曾在多家医院就诊，考虑为"梅尼埃病"，服用利眠宁、烟酸、尼帕地平等药疗效欠佳，血压24/12.5kPa，脑电图提示"脑血管弹性轻度减弱"。舌质淡红、苔薄白，脉弦，始用半夏白术天麻汤治疗，症状减轻不明显，后陈师思其形体肥胖，痰涎甚多，舌体淡胖而边有齿痕、苔白而润，脉弦而滑，遂改用苓桂术甘汤加味治之。处方：茯苓 15g，桂枝 10g，白术 10g，法半夏10g，陈皮 10g，干姜 6g，炙甘草 6g。服 3 剂后，症减大半，双目视物如常，眩晕明显好转，惟头痛尚未全已，即以上方加白芷 10g、川芎10g，再服 7 剂，头痛若失。

按　本案眩晕因于痰者明确，初服半夏白术天麻汤小效，该方虽能化痰，但健脾温阳杜绝生痰之源之力不足，故换苓桂术甘汤后显效。方中不但苓桂术甘健脾温化痰饮，更加半夏、陈皮加强化痰燥湿之力，干姜温阳健脾除饮。实为苓桂术甘汤合二陈汤之意。

3. 魏某，女，55 岁，1973 年 10 月 22 日初诊。患耳源性眩晕病已7 年，发作时视物转动，如坐凌空，素患支气管炎，咳嗽痰多白沫，大便溏薄，苔白腻，脉滑大。证属痰饮上泛。宜温化痰饮。方用苓桂术甘汤加味：茯苓 15g，桂枝 9g，白术 9g，甘草 6g，五味子 9g，连进 14 剂而愈。随访 2 年未发。

按　本案患者素有饮疾，且患耳源性眩晕已七载，素日便溏，脾虚之证显然，苔白腻、脉滑皆为水湿内停之证。痰饮水湿上犯清窍故见眩晕，水湿下行故见便溏。治疗方选苓桂术甘汤加五味子，苓桂术甘汤温阳健脾化饮，五味子为姜春华教授治疗耳源性眩晕常用有效药，常重用至 9g。

4. 某男，55 岁，工人，2004 年 1 月 20 日初诊。患者素体肥胖，5天前劳累过度，突感头晕目眩，视物旋转，动则加重，伴恶心呕吐、耳鸣频作。患者面色㿠白，舌质淡红，苔白腻，脉沉细。查：血压 115/70mmHg（15.29/9.31kPa），血常规正常，颈椎摄片、颅脑 CT 无异常，诊为梅尼埃病，证属痰饮停积脑窍、清阳失宣。治宜温化痰饮、利水通窍。方以苓桂术甘汤化裁，药用茯苓 20g，党参 10g，白术 10g，姜半夏10g，天麻 10g，桂枝、炙甘草各 8g，泽泻 20g，川芎、陈皮各 10g。每日 1 剂，水煎服。3 剂后眩晕减轻，呕吐已止，效不更方，续服 4 剂，以巩固疗效。1 年后随访，未见复发。

按　经云"肥人多痰湿"，患者素体肥胖，为痰湿体质，因劳累耗气致饮停清窍而发眩晕、耳鸣。符合"心下逆满，气上冲胸，起即头眩"的论述，有是症用是药，故予苓桂术甘汤能获效。另外，方中加用天麻、钩藤平肝潜阳加强止晕，党参、半夏、陈皮、川芎、泽泻等益气健脾、行气化饮。诸药合用，药全力宏。

5. 何某，女，42 岁，1986 年 10 月 6 日初诊。患者阵发性眩晕间断发作 3 年，以冬季及感冒受寒后多发，发作时头晕目眩，眼看房屋等一切物品都随之旋转，伴呕吐痰涎。曾在外院多次治疗不效，西医诊断为梅尼埃病。初诊时正值发作，由家人扶持来诊。舌淡红而肥大、苔白而腻，脉濡滑。辨证属痰阻中焦，湿困脾胃。治以燥湿化痰，健脾和胃。遂拟苓桂术甘汤加味：茯苓20g，桂枝6g，白术15g，甘草6g，陈皮12g，法半夏10g，天麻10g，川芎6g。5剂后，眩晕明显减轻，呕吐停止，精神好转，原方再进剂，诸症悉除，随访1年未再复发。

按　患者眩晕、呕吐痰涎症状明显，结合舌淡而胖、苔白而腻、脉濡滑等征象考虑为痰湿内阻中焦证。故以健脾燥湿、温化痰饮之苓桂术甘汤加陈皮、半夏、天麻、川芎而取效。

第三节　口咽疾患

本节所论口咽疾患包括唇炎、口腔溃疡、口燥、慢性咽炎等多种病症，因水饮内停，津不上承所致者，治疗上尊"温药和之"之理，可用苓桂术甘汤加减论治。

【病案举例】

1. 王某，男，50岁，1978年5月诊。患口唇周围炎证，经常溃烂，结痂累累，遗留暗紫色瘢痕，迭进中、西药物清热消炎无效。初诊时观其外象，以为黄连解毒汤证，及视其舌，白滑而涎唾欲滴。纯热毒证岂有如此舌象？分明是胃中水蓄，唇之烂，乃被水格之浮火灼伤口唇。遂拟方：茯苓24g、白术12g、桂枝10g、甘草6g、黄连4g、黄芩10g。温胃化水兼清上焦浮火。经诊两次，服药6剂，病即痊愈。

2. 宋某，女，30余岁。1979年3月诊。患者体质丰腴，痰湿素盛，一日途中偶遇，诉其口舌生疮，月余不消退，经省人民医院烧烙而无效。询知欲饮水，但饮后欲吐。查：两颊黏膜有半透明水疱四五个，舌体胖润。即书苓桂术甘汤加芩、连与之（茯苓30g、桂枝10g、白术12g、甘草6g、黄连4g、黄芩10g），3剂而愈。

按　上两案，虽有口舌生疮之类似心火上炎症状，但细忖此类口舌生疮皆有糜烂水疱之类，皆水饮内停所致。因水饮停聚，中阳被阻，水湿渗于体表，浮火显于体上，故治疗上除健脾渗湿化痰外，尚要兼顾清浮火，方以苓桂术甘汤为主，佐加黄连、黄芩之属。

3. 郭某，女，33岁，1990年7月30日诊。诉口燥半年，曾服生津止渴之品无效，伴头晕目眩，纳呆乏力，面色晦滞，环眼黧黯，舌淡，苔白微腻，脉细滑。此乃痰湿中阻，津不上承所致。拟温中蠲饮治疗。方选苓桂术甘汤：茯苓、白术各30g，肉桂5g，炙甘草10g。服药半个月，口燥之症遂除。

按　口燥半年，其病机非阴虚阳亢使然，故以生津止渴法治之不效。患者面色灰暗，环眼黧黑，皆为水饮停聚之象，而舌淡、苔白微腻皆为水饮之征。苓桂术甘汤为化水饮之方，能使脾阳振奋，中运复常，津液上承，口燥自除。

4. 某女，40岁，2004年7月6日就诊。因下岗忧愁思虑，夜寐不安，数月来渐觉咽中如有物梗阻，吞之不下，咯之不出，但无咽痛，无吞咽困难，伴头晕胸闷，胁胀，怕冷，小便清长，大便溏薄，舌淡苔白，脉弦。此乃肝气郁结，气机升降失常，致脾失健运，水湿内停，上扰于咽。治以温阳涤饮，行气开郁。方用苓桂术甘汤加减：茯苓30g，肉桂5g，佛手10g，白术10g，半夏6g，陈皮6g，香附6g，木蝴蝶10g，生姜3g。每日1剂，水煎服。并嘱其调适心情，注意起居有常。服药5剂后胸闷减轻，半个月后症状消失，精神明显好转。

按 本证属中医之"梅核气"，多为痰饮随气机升降而现诸症。患者因忧思伤脾致其健运功能失常，遂中阳虚、水饮停。本病的发生与气郁、水停、阳虚皆有关系，用苓桂术甘汤治疗本病，正为此三因素而设，故能效如桴鼓。

参考文献

[1] 谢炳国. 张海峰教授运用苓桂术甘汤经验 [J]. 辽宁中医杂志，1987, 5：3 －4

[2] 田心明. 分型辨治联合西药治疗中心性浆液性脉络膜视网膜病变 [J]. 光明中医，2003, 18 (105)：17－18

[3] 杨銮声. 苓桂术甘汤治愈黄斑区水肿 [J]. 四川中医，1989, (10)：42－43

[4] 周怀善. 苓桂术甘汤治疗五官疾病 [J]. 四川中医，1987, (11)：42－43

[5] 刘谊. 苓桂术甘汤加味治疗慢性分泌性中耳炎 [J]. 中国民族民间医药杂志，2006, (82)：264－265

[6] 周汉清. 苓桂术甘汤治耳聋 [J]. 新中医，1986, (6)：48

[7] 苏清学. 苓桂术甘汤治疗梅尼埃病81例 [J]. 河南中医，2005, 25 (9)：13

[8] 林玉奎. 苓桂术甘汤加味治疗内耳眩晕症83例 [J]. 国医论坛，1998, 13 (4)：13

[9] 刘敏. 陈瑞春运用苓桂术甘汤经验 [J]. 江西中医药，1994, 25 (2)：6, 10

[10] 戴克敏. 姜春华教授运用苓桂术甘汤的经验 [J]. 广西中阵药，1986, 9 (6)：12－13

[11] 孔红兵. 马骏活用苓桂术甘汤举隅 [J]. 中医药临床杂志，2005, 17 (3)：208－209

[12] 白森林. 苓桂术甘汤新用 [J]. 江西中医药，1995, 6期增刊19－20

[13] 夏远录. 苓桂术甘汤治口燥1例 [J]. 国医论坛，1995 (2)：22

第七章

疑 难 杂 症

第一节 眩晕

眩晕是目眩和头晕的总称，以眼花、视物不清和昏暗发黑为眩；以视物旋转，或如天旋地转不能站立为晕，因两者常同时并见，故称眩晕。引起眩晕的疾病种类很多，大致可以分为周围性眩晕和中枢性眩晕两大类。中医关于眩晕的病因病机，历代医家论述颇多。其中《丹溪心法》偏于痰，提出"无痰则不作眩"，《景岳全书》则强调"无虚不能作眩"，可见痰、虚是眩晕发病的病理基础，临床上虚与痰并存而致眩晕者多见，其中虚主要是中阳虚，中阳虚则中焦运化失司，痰湿内生，故痰湿中阻是眩晕发病之重要因素之一。苓桂术甘汤是健脾燥湿化饮的基础方，结合辨证，以苓桂术甘汤为主，对多种原因引起的眩晕加减灵活运用，均可收到事半功倍的效果。

【病案举例】

1. 刘某，男，46 岁，1987 年 3 月 25 日初诊。主症：常感头晕，目眩，全身乏力，脘腹不舒，纳呆，心烦不寐，偶有呕吐，口苦尿黄，大便干，苔薄黄，脉弦数。辨证为痰浊中阻，清阳被遏。治宜燥湿化痰，清热除烦。方用苓桂术甘汤加味。处方：茯苓 20g、白术 12g、桂枝 6g、甘草 6g、法半夏 10g、六一散 15g、陈皮 10g、栀子 10g、佩兰 15g、竹茹 10g、生姜 12g，3 剂，每日 1 剂。二诊：服上药眩晕明显缓解，精神好，饮食增加，小便不黄，再服 3 剂，眩晕感觉消失，大便调和，继服上药 3 剂而愈。

按 本例因痰湿中阻、清阳被遏则眩，胃失和降则呕，痰阻气滞则脘腹胀满、纳呆，痰蕴化热，内扰心神则心烦不寐；苔黄，便干，小便黄，脉数皆有热之象。故予燥湿化痰，和胃止呕法。方中茯苓白术健脾渗湿；陈皮、半夏与小量桂枝行气化痰，脾湿不聚，痰无所生，乃兼顾治本之法；生姜、竹茹降逆化痰；佩兰芳香化浊；栀子、六一散导痰湿下行而去；诸药合用，共奏燥湿化痰之功。

2. 王某，女，32 岁，1989 年 11 月 3 日初诊。主症：眩晕伴失眠 1

年余，头重如裹，颠顶闷痛伴煮粥样轰鸣声，遇天阴诸症加重，昼夜不宁，入睡困难，多梦，纳呆，形体略胖，面色少华，血压不高，舌淡苔润，脉弦滑。中西医以"颈椎病"、"风湿病"、"梅尼埃病"等多次治疗无效。其辨证为脾阳不运，痰湿不化。治宜健脾化痰，镇心安神。方用苓桂术甘汤加味。处方：茯苓30g，桂枝10g，白术15g，甘草10g，枳壳10g，陈皮10g，石菖蒲10g，牛膝12g，薏苡仁12g，龙骨15g，3剂，每日1剂。二诊：头眩及轰鸣减大半，白天偶发1~3次，夜已能入睡，但觉咽中不利，痰黏滞难下，上方去枳壳，加射干、贝母，再服3剂。三诊时，头部感觉轻松，不眩不重，无轰鸣声，阴雨天亦无异常，继服3剂，以资巩固。

按　《素问·生气通天论第三》云："因于湿，首如裹"。痰湿上犯颠顶，蒙蔽清阳，阳气不展，故头重如裹，湿为阴邪，易伤阳气，复遇天阴，诸症加重。痰湿困脾，脾不运化，以致纳差腹胀，久病心血失养，故面色少华，失眠多梦。方中重用茯苓与白术、桂枝温运脾阳，燥湿化痰；辅以牛膝、龙骨、石菖蒲镇心安神；陈皮、枳壳行气，气行痰化；薏苡仁、甘草增强健脾养心化痰湿之功。

3. 曹某，男，52岁，工人，1991年8月30日初诊。于半年前，因患结核性胸膜炎，注射链霉素20支（计链霉素10g）时开始出现轻度眩晕，注射至36支时出现重度眩晕，耳鸣、听力减退，时恶心呕吐，视物晃动，如坐舟车，步履蹒跚，踏地发软，曾多方求治，服用中西药治疗，罔效。检查：罗姆伯格征阳性，向右侧倾斜，但指指、指鼻试验正常，睁眼并足不能站立，必须两足相距一尺多远方能站立片刻，苔白腻，脉滑。拟诊：眩晕。证属痰湿中阻。处方：茯苓18g，桂枝18g，白术18g，甘草12g，泽泻4g。服12剂，症状明显好转，走路较稳，视物微动，苔薄白，继服前方剂，诸症消失，随访1年未复发。

按　本案系链霉素中毒引起的眩晕。链霉素中毒时前庭、耳蜗的感觉细胞受耳毒性药物的作用出现肿胀、营养不良，至细胞损害，从而出现眩晕症状。苓桂术甘汤有脱水、利尿、营养调节神经之作用，服药后能使毒素从小便排出，前庭、耳蜗的肿胀消退，压力减低，从而使感觉细胞的功能恢复，眩晕、耳鸣自愈。

3. 患者陈某，女，60岁，工人1983年1月8日诊治。自诉：3年前因感受风寒，当外证解后，出现头晕眩冒，胸闷，气短，呕恶，腰背疼痛。易外感，每外感时，常全身颤抖。经许多医院详细检查，未能做出明确诊断。虽用很多药物治疗，均无效果。诊见：神情忧郁，面色晦暗，舌苔白腻，腹部平软无积块，脉沉缓。辨证分析：中阳不足，痰饮内生，久伏胸膈。上犯清阳则头晕眩冒，阻碍肺气则胸闷气短，胃失和降则呕恶，阳气不得宣通则腰背疼痛，中阳不足，卫虚不能固表则易感外邪，外邪侵袭，经脉不舒则身体颤抖。舌苔白腻、脉象沉缓均为痰饮久伏，脾胃阴虚之征。诊断：饮证（伏饮）。治则：温化痰饮、通阳和胃。方药：茯苓25g，桂枝15g，白术50g，柴胡10g，半夏10g，甘草10g，水煎分2次温服，每日1剂，连服1周。

　　按　《金匮》云："心下有痰饮，胸胁支满，目眩，苓桂术甘汤主之。"本案患者有外感病史，刻症见头晕眩冒、胸闷、呕恶等症，恰为仲圣所谓"心下有痰饮"之证，故选苓桂术甘汤为主方治之，加柴胡、半夏和胃止呕，枢利中焦。

第二节　头痛

　　头痛是一种常见自觉症状，病因复杂，涉及疾病广泛，来势急缓不一，病情轻重各异，表现纷纭多变。中医学认为，头部经络为诸阳经交会之处，凡五脏精华之血，六腑清阳之气，都上会于此。若六淫外侵、七情内伤、升降失调、郁于清窍，清阳不运，皆能致头痛。新感为头痛，久病为头风。大抵外感多实证，治宜疏风祛邪为主；内伤头痛，多属虚证，治宜平肝，滋阴，补气，养血，化痰，祛瘀等为主。但由痰饮、瘀血所致者，为虚中有实，应当分别施治。

　　【临床应用】

　　朱清鹏以苓桂术甘汤加减（药物组成：茯苓18g，桂枝10g，白术10g，甘草6g。痛剧难忍者加元胡9g，防己9g；阳虚者加巴戟天10g；眼部症状明显者加车前子10g，茺蔚子10g；伴头部外伤者加红花12g，丹参18g）治疗群集性头痛23例，治疗1个疗程后，结果痊愈9例（39.1%），显效8例（34.8%），有效4例（17.4%），无效2例（8.7%），总有效率为91.3%。

　　【病案举例】

　　1. 季某，女，65岁，退休工人，家住某市双岗板桥。2002年6月2日初诊：头痛始发于10年前冬月的一次沐浴之后，当时按"感冒"治愈，然此后每因天气骤变、受凉、当风、劳累即诱发，发则满头时时抽掣跳痛，触摸右侧太阳穴、眼外眦、鼻翼及讲话等均旋即加剧，痛甚则汗出，曾经颅脑CT及鼻窦X线摄片等检查均无异常发现，服苯妥英钠无效，西医疑诊为丛集性头痛，发时均赖镇静止痛药才能逐渐减轻而至停发，屡求中医诊治乏效，近年来发作趋频，每周皆发，近10天来已演至每日数发，几无宁时，服镇静止痛药也只能求得短暂安宁，非常苦恼，情绪低落。刻下形体消瘦，面容痛苦，双手捂头，不愿说话，满头重胀阵阵抽掣，灼热跳痛，唇、舌、耳廓发麻，口干口苦而欲热饮，胃脘灼热嘈杂，不呕吐纳呆，两便及血压均正常，舌质红，苔薄白而腻，脉弦滑，辨证为肝旺脾弱，滋生痰浊，蒙蔽清窍，瘀阻络脉，治拟抑肝扶脾，化痰通络，药予葛根、磁石（打碎，先煎）各15g，夏枯草、苦丁茶、钩藤、刺蒺藜、天麻、茯苓、姜半夏、生白术、川桂枝、炒白芍、川芎、当归、生甘草各10g，6剂，1.5剂/日，水煎取汁，日3服。6月6日二诊：脘畅纳启，头胀头重减，头痛趋缓，已停服镇静止痛药，但发作次数反增，时出汗，苔薄白，脉弦缓，提示痰瘀趋缓而气血虚甚，改从补气血与化痰瘀并举，药予生黄芪30g，炙甘草、生白术、茯苓、姜半夏、川桂枝、炒白芍、制首乌、刺蒺藜、鸡血藤、当归、川芎、干地龙、全蝎各10g，防风5g，15剂，如前煎服。6月16日三诊：头重头胀除，头痛发作次数及抽掣感均减，惟头痛仍若锥刺，但不再出汗，苔如前，脉兼涩，治从通阳化饮，通窍活血，方用苓桂术甘汤合通窍活血汤加味，内用麝香（分吞）0.01g，改红花为藏红花（分吞）0.3g，并加炒白芍、当归、川芎、干地龙、全蝎各10g，10剂，改为1剂/日，日2服。6月25日四诊：药后前5天每天仅偶尔轻度头痛，后5天又因外出当风而趋频发小痛，且背脊时作胀，苔如前，脉弦缓，遂予原方去麝香、藏红花、老葱，加葛根15g，路路通、鹿角霜各10g，7剂，如前煎服。此后每周一诊，均守上方出入，连诊7次，迄至8月14日十二诊，每周仍于夜间或受凉后小发头痛1～2次，多以抽掣为主，且感腰酸背冷，虽时值酷暑，但却衣着整齐，不敢裸露手足，苔薄白，脉沉细，乃悟其证当属太少两感挟痰瘀为患，于是处予麻黄附子细辛汤合苓桂术甘汤加味，药予炙麻黄5g，细辛3g，附子（先煎）、川桂枝、炒白芍、茯苓、生白术、川芎、桃仁、甘草各10g，生姜3片，大枣5枚，如此治疗月余，诸症悉除，头痛再未发作，随访1年无反复。

　　按　本例头痛连诊近20次，看似步步为营，每诊皆有改善，实则本证恐起始即属肝强脾弱，复加太少两感，迁延日久，挟痰兼瘀为患，方当治用麻黄附子细辛汤合苓桂术甘汤加抑肝、化瘀之品更为合拍，由此看来前十一诊难免存有一定的失误，当然也可能因三诊之后复感风寒而酿为太少两感证的。

　　2. 苏某，女，51岁，美籍华人，商人，家在美国洛杉矶。1998年7月16日初诊：自诉患混合性头痛10余年，查颅脑CT、MRI等均无异常表现，曾赴有关各国和地区延请众多中西名医诊治无效，近年来头痛发作趋频，程度日渐剧烈，每因劳累、受凉、抑郁而诱发，近月来几乎每日必发 2~3 次，发作多在午前或傍晚后，入寐后即安然无事，发时均始感背臂正中大若手掌之区域发凉，该处皮肉犹若被人抓起之状，紧绷痛旋即沿着后项、头枕经巅顶而迅速抵达眼球，满头紧绷胀重疼痛，两眼球犹如有物从内挤压呈外脱之状，以致不得不以头抵墙，双手捂眼，甚感恐惧、痛苦，其时能求助于高频电针刺背、项、头、眼等处穴位才得以逐趋缓解，缓解时间短则 1~2 小时，长则 5~6 小时，不发时仍感时心悸，常太息，偶干呕、吐涎沫，刻下为头痛缓解期，舌质红，边有齿痕与瘀点，苔薄白而润，脉左弦右缓而兼滑小，查阅前医处方，几乎遍涉治疗头痛的所有方法，思之良久，乃悟其证当为脾虚饮停心下，肝寒挟饮上逆，延久入络，兼挟痰瘀作祟，遂治冒苓桂术甘汤（茯苓、桂枝、炒白术、炙甘草各 10g）合吴茱萸汤加川芎、当归各 10g，3 剂，1.5 剂/日，水煎取汁，日 3 服，并告之药后可能因瘀血的触动而使头痛暂时加剧。7 月 8 日二诊：药后首日果然曾发剧烈头痛 1 次，次日又发程度甚轻的头痛 1 次，余症悉减，苔脉如前，予原方加藏红花（分吞）1g，10 剂，1 剂/日，水煎取汁，日 2 服。7 月 28 日三诊：仅诉偶而头痛，苔薄白，脉弦缓，再予原方 15 剂，并嘱汤剂尽即改用《世医得效方》十味温胆汤改制颗粒剂继服之，1 年后电告头痛从未复发。

按　本例头痛虽顽固、剧烈，属于虚实夹杂证，究其因不出风、寒、湿、热、痰、瘀、虫、虚七者，只要临证辨证准确即可获效。《金匮要略》"夫心下有留饮，其人背寒冷如手大"及"干呕，吐涎沫，头痛者，吴茱萸汤主之"之记载，并结合苔脉，便不难揭其病机为寒饮挟瘀使然。故投苓桂术甘汤温阳化饮为主方，佐以川芎、当归行气活血化瘀之品。药证相符，头痛渐去。

第三节　振栗

振栗，证名，振即振战，栗为寒战，振栗是正邪交争的一种临床症状。身体因畏寒而颤抖，因虚寒或热郁所致。当正胜邪时，则振栗汗出而解；如正不胜邪，则病情恶化。

【病案举例】

患者刘某，男，67 岁。1997 年 12 月 10 日就诊。近 2 月来，身摇晃欲坠，头左右摆动不定，牙齿颤动叩击有声，手抖蠕动，行立振掉，语言不利，唾液不时从口角流出，栗前有恶寒发热、头身疼痛等症，经服解热镇痛、消炎药物后，寒热除，头身痛解，则出现振栗。3 年前曾如此发作过 1 次，服用中西药 1 年症状消失。刻诊：精神委顿，面色不华，肢体稍酸痛，手足欠温，纳谷不思，大便不畅，小溲一般。查体：心肺正常，血压 140/90mmHg（18.62/11.97kPa），血常规检查：WBC3.1×10⁹/L，NO.64，LO.34，EO.02，Hb90g/L。嘱其思想放松，自控震颤，无效。每遇情志激动时，震颤加剧，随动作时略有减轻，入寐则停止发作。按其脉微细，舌苔薄白，质淡红润。脉症合参，属气血亏虚，筋脉失养之证，投以补益气血、温养筋脉之剂。处方：当归10g，白芍10g，熟地10g，党参15g，黄芪40g，白术10g，熟附子10g，桂枝10g，茯苓10g，炙甘草6g，生姜3片，红枣4枚。水煎服，每日1剂。服完3剂，身振减轻。服完5剂，摇头击齿均停止，手颤亦轻，口角流涎减少。继守原方，连服10剂，振栗完全消失，食纳香馨，精神振作，喜告痊愈。随访3年未复发。

按 本例患者年高体弱，为气血衰弱之证，病已2月之久，起于发散之后，脉症表现均是气血不足之征，故以归、地、芍补精血以濡筋脉，参、芪、苓、术、草扶脾益气以养筋，附、桂振奋阳气以温养筋脉。药证相符，故效速而瘥。

第四节 低热

低热指腋下体温波动在 37.3℃~38℃ 之间，是多种疾病中的一种症状。西医学对本病病因分感染性和非感染性两大类。中医学认为，外邪侵袭人体，正邪相争可致发热；此外饮食劳倦、情志郁结、宿食、痰饮、瘀血等久留不去，导致脏腑功能失调，气血津液亏耗，阴阳失调，也可致发热。对低热而见阳气虚弱证者，可用苓桂术甘汤加减治之。

【病案举例】

患者胡某某，男，38岁。患者低热3个月余，体温在 37.5℃~38℃ 之间，伴四肢酸痛，食欲不振，精神萎靡，汗多，恶风，大便稀薄，舌苔薄白，脉沉。根据脉症此属阳虚发热。用苓桂术甘汤加神曲、陈皮、青蒿治疗。陈皮有理气健脾之作用，神曲有增强食欲、促进消化之功效。而青蒿一味，有清热透邪之作用，李中梓说它："苦寒而不伤脾胃"，所以十分适合低热而脾阳虚弱者使用。服药5剂，精神好转，饮食增加，大便成形，惟午后略烦躁。于上方中加沙参，继服20余剂，体温恢复正常，诸症随之消失。

按 低热缠绵，治疗须以患者的主要临床表现及病史全面综合分析。本例患者低热3月有余，有典型汗多、恶风、纳差、便溏等脾阳虚症状，其低热之机当为阳虚痰饮停滞使然。故以苓桂术甘汤健脾温阳化饮，佐加神曲、陈皮助健脾理气，青蒿清热透邪。患者脾胃已弱，药量宜轻，宁可轻剂，不可重剂，故用 20 余剂病症始愈。

第五节　背部冷痛

背部冷痛是一种症状，可以见于多种疾病。有的疾病比较严重，需要认真对待，如胸椎的外伤骨折、结核、肿瘤等；除了由严重疾病引发的背痛外，一般由受凉、劳累、姿势不良和脊椎退行性病变引起背部疼痛。中医学认为本病多由阳虚感寒，经络瘀滞而致。

【病案举例】

王某某，男，46 岁，农民。患背部寒冷疼痛 2 年余，屡治不效，十分痛苦。于 1986 年 4 月 3 日来我院中医科就诊：患者除有背部寒冷疼痛外，无任何其他不适。疼痛部位在心俞穴附近，疼痛时患处如置冰块寒冷彻骨。疼痛范围约手掌大小，并可连及心前区隐痛，痛甚时有小汗出。舌淡苔白，脉象迟紧。此为寒痰积聚，阳气不通之故。查前医曾以痹证论治，而投与当归四逆汤之类加减，久治不愈。处方：茯苓 15g，桂枝 10g，白术 15g，甘草 10g。另加葱白 2 寸，并嘱其每次服药后饮用黄酒两杯。共服药 7 剂，症状消除。为巩固疗效，又追加 3 剂，1 年半后随访未见复发。

按 背部冷痛案属杂病范畴，就其病因病机来说，多与寒痰积聚，阳气闭塞有关。正如张仲景所云："夫心下有留饮，其人背寒冷如掌大。"所以治疗此疾，首先要以温药健脾阳，助气化，以达到散寒除湿消饮之目的，正如张仲景所说："病痰饮者，当以温药和之。"故取茯苓甘淡渗湿以利水饮，桂枝辛温宣导以行阳气，白术去湿以健脾阳，甘草和中以益中气，另加葱白、黄酒以加强通阳化气之功。

第六节　手汗

手汗症为相当常见的一种原因不明的功能性局部异常多汗，是因紧张、兴奋、压力或夏天高温造成交感神经过度紧张致手掌排汗异常增加。手汗症患者除了手汗之外，大多数还并有足底多汗或腋下多汗，少数患者尚并有狐臭症。对于本病病位，《望诊遵经·诊汗望法提纲》中指出："手足汗出者，病在于胃。"多因阳明热盛或寒聚胃脘所致。

【病案举例】

张某某，男，19 岁，学生。患手出冷汗症 1 年余。于 1986 年 3 月 7 日来我院中医科就诊：手汗频出如露珠，手帕擦后数秒钟即现。手脚发凉，汗出冰冷，精神萎靡，面色少华，舌苔淡白，脉象沉迟。平素伴有头晕心悸，食欲不振。前医曾用玉屏风散加止汗敛汗之品及西药 B 族维生素之类药品屡治不效。处方：茯苓 15g，桂枝 8g，白术 15g，甘草 10g。6 剂水煎服。3 月 13 日二诊：上方服后，手汗渐止，精神好转，饮食增加。再以原方加党参、黄芪各 15g，又进 7 剂而告痊愈。随访 2 年未见复发。

按 本患者由于寒聚胃脘，久而生湿，寒湿内盛，发越于外，则手汗如洗，汗出冰冷；方用茯苓、白术生津液而益阳气，用桂枝、甘草行阳散气，以达到通阳化饮止汗的目的。后又加党参、黄芪补气益阳，既能使阳气去之有路，生之有源，又能固摄津液，不致过汗。

第七节　有机磷所致迟发性神经中毒

急性有机磷农药中毒十分常见，但中毒后迟发神经病较为少见，但后果严重。有机磷引起迟发神经病（OPIDN）发生在有机磷引起的胆碱酯酶活性受抑制的症状缓解之后，它与胆碱酯酶活力受抑制无关。主要表现为头晕、失眠、心悸、烦躁、四肢麻木等，部分患者生活不能自理。治疗本病的关键是早发现、早诊断，西医治疗主要是使用激素、B族维生素和能量合剂等支持疗法，配合理疗、功能锻炼，促进神经组织的血液循环，改善营养代谢，促进神经组织的修复、再生和神经兴奋的传导。中医中药治疗则据患者临床症状辨证施治。

【临床应用】

有机磷农药中毒急性见症为一派寒湿痰浊弥漫之象，虽经阿托品治疗，或因解毒不彻底，或由于体质之故，部分患者日后出现神经精神症状，张美稀认为是痰湿未尽之故。由于痰湿中阻，清阳不升，浊阴不降，故头晕、呕吐。脾为水湿所困，不能运化水谷精微，气血生化乏源故见乏力、心悸、健忘、夜寐不安。痰阻气滞，气血不畅故见手足麻木。治疗当以温药和之。药用茯苓 12～15g，桂枝 9～12g，白术 6～9g，甘草 6～9g。心悸、失眠、健忘者加生龙骨、生牡蛎各 20～30g，或酸枣仁 9～12g，或远志 6～9g；乏力明显者加生黄芪 15～30g，苍术 9～12g；舌质暗红者加川芎 6～9g，丹参 12～15g。每天 1 剂，分 2 次服，7剂为一疗程，治疗 1～3 个疗程。结果 14 例中显效 4 例，有效 8 例，无效 2 例。

第八节　鞘膜积液

正常睾丸鞘膜囊内有少量浆液存在，性质与腹腔内浆液相似，有滑润作用，能使睾丸在其中自由滑动。在正常情况下鞘膜囊壁有分泌和吸收浆液的功能，并使其容量保持稳定。若鞘膜本身及周围器官或组织发生病变，使鞘膜的分泌、吸收功能失衡时，则形成各种不同类型的鞘膜积液。本症经治疗后一般预后良好。临床的重要性在于鞘膜内长期积液，内压增高，而使睾丸缺血，睾丸生精功能不良，导致不育。同时成人巨大鞘膜积液影响正常性生活，也可导致不育。鞘膜积液，中医学称为"水疝"，多因厥阴肝经之脉不得疏利，复受寒湿或湿热郁结所致。

【病案举例】

刘某，男，10 岁。1987 年 3 月 15 日诊。患孩 1 周前发现左侧阴囊逐渐增大，无发热疼痛，阴囊大小与体位、咳嗽、挤压无关。检查：左侧阴囊肿大，内可触及光滑肿物，有囊性感，左侧睾丸不能触及，透光试验阳性。诊为左侧睾丸鞘膜积液。症见舌淡苔白，脉弦。证属厥阴受寒，肝寒乘脾，脾失健运，水湿内停，厥阴寒气挟水湿下注阴囊所致之水痛。治宜温肝散寒，运化水湿，方选吴茱萸汤合苓桂术甘汤治疗。处方：吴茱萸 5g，桂枝、生姜各 6g，党参、白术各 10g，茯苓 12g，大枣 6 枚，甘草 4g。服药 3 剂，肿大之阴囊明显减小，再服前 3 方剂后，肿胀消退，阴囊恢复正常大小。经随访，至今一年余未复发。

按　本例阴囊肿大如水晶，遇寒则感坠胀，舌淡苔白，脉弦。脉证合参，乃厥阴肝寒挟水湿下注阴囊之水疝。故治以温肝散寒，运化水湿。吴茱萸汤和苓桂术甘汤又分别具有温肝散寒和温化水湿之功。故选用二方合治，而收捷效。

参考文献

[1] 陶维能．苓桂术甘汤治疗眩晕举隅 [J]．中国民族民间医药杂志，2007 (86)：161 – 162

[2] 赵性荣．苓桂术甘汤治疑难病验案 3 则 [J]．河南中医，1997，17 (6)：12 – 13

[3] 朱清鹏．苓桂术甘汤治疗群集性头痛 23 例 [J]．福建中医药，2000，31 (2)：56

[4] 张笑平．反复发作性剧烈头痛中医治验举隅 [J]．《中国临床医生》2006，34 (3)：54 – 55

[5] 李春来．振栗症验案 1 则 [J]．江苏中医药，2002，23 (9)：31

[6] 朱孝轩，朱纬．杨少伯用苓桂术甘汤之经验 [J]．中国医药学报，1992，7 (5)：45

［7］胡继友．背部冷痛、手汗苓桂术甘汤治验［J］．江西中医药，1994，25
　　（1）：44

［8］张美稀．苓桂术甘汤治疗有机磷农药迟发性神经中毒综合征［J］．医药集悟，
　　1997，12（4）：59

［9］邹寿华．吴茱萸汤合苓桂术甘汤治疗鞘膜积液［J］．四川中医，1988
　　（9）：32

下 篇

实验研究

第一章

苓桂术甘汤各组成中药的药理研究

一、茯苓

现代药理学研究表明，茯苓主要化学成分为多糖和三萜类成分，具有以下作用。

（一）调节免疫功能及抗肿瘤作用

茯苓中多种成分均具有调节免疫功能和抗肿瘤的作用。陈宏等研究发现茯苓多糖能提高荷瘤小鼠体内的肿瘤坏死因子（TNF）水平和明显提高自然杀伤（NK）细胞活性。Zhang. M 等发现，茯苓多糖中 PCM – Ⅱ对人乳腺癌细胞系有一定抑制作用。纪芳等将茯苓多糖进行结构修饰，制得羧甲基茯苓多糖（CMP）后对荷瘤小鼠进行腹腔注射，发现 CMP 不仅可提高荷瘤小鼠淋巴细胞转化率和 NK 细胞杀伤活性，还可提高小鼠血清中 TNF – α 的含量，可改善荷瘤小鼠的免疫功能，具有抗肿瘤作用。张秀军等通过观察小鼠淋巴细胞的增殖作用和巨噬细胞吞噬功能的作用后发现，CMP 能显著增强小鼠免疫功能。徐琳本等发现，CMP 口服液能明显提高免疫低下小鼠的胸腺、脾脏重量及溶血素抗体含量，增强巨噬细胞的吞噬功能和 NK 细胞活性，明显提高白细胞介素 2（IL – 2）至正常水平。若使用 CMP 至 200mg/kg，可使荷瘤小鼠的肿瘤坏死因子含量明显增高，对 S180、EAC 瘤株呈明显抑制作用。同时，还有对抗环磷酰胺的免疫抑制作用。仲兆金等从茯苓中分离得到三萜类成分及其衍生物，对 K562 细胞（人慢性髓样白血病细胞）抑制作用明显，可影响小鼠 T 淋巴细胞增殖。KwonMS 等发现，茯苓三萜对多种肿瘤具有抑制活性，尤对肺癌、卵巢癌、皮肤癌、中枢神经癌、直肠癌等作用明显。

（二）抗乙肝病毒及保护肝细胞作用

CMP 注射液能显著提高慢性肝炎患者血清 IgA 水平，降低 IgG、IgM 含量，并可使 HBsAg 滴度下降。段会平等观察了 CMP 对细胞的毒性及对 HBsAg 和 HBeAg 分泌的抑制效果，发现 CMP 对 2.2.15 细胞株的 50% 毒性浓度（IC50）为 13.6g/L，对 2.2.15 细胞株 HBsAg、HBeAg 分泌的半数有效浓度（TC50）分别为 4.45g/L 和 5.61g/L，治疗指数（TI）值分别为 3.06 和 2.42，其效果优于抗病毒药物阿昔洛韦。从而表明，羧甲基茯苓多糖在 2.2.15 细胞株培养中对 HBsAg 和 HBeAg 分泌有良好的抑制作用。陈春霞观察发现，CMP 注射液对四氯化碳引起的小鼠肝损害具有保护作用，并可使血清谷丙转氨酶显著降低，还能使肝脏部分切除的大鼠的肝再生能力提高，再生肝重和体重之比增加。

（三）抗白血病作用

刘可人等研究发现，茯苓多糖对肿瘤细胞中的自由基具有一定的清除作用，还可增加 ppGaNAc - T9 在 mRNA 水平的表达，降低放疗引起的副作用。杨勇等建立 p388 白血病动物模型，随机分组并给予羧甲基茯苓多糖治疗，发现羧甲基茯苓多糖组（CMP）能使荷瘤小鼠生命延长 35.88%，与化疗药物环磷酰胺（CTX）合用，可使小鼠的生存期延长 70.05%。CMP 组的生存期与模型组比较有统计学意义（$P < 0.05$）。同时，CMP 还可通过下调 bcl - 2 基因诱导癌细胞凋亡，表明 CMP 有良好的抗白血病作用。杨宏新等发现，羧甲基茯苓多糖和硒酸酯多糖具有抗白血病的生物学效应，二者合用有协同增效作用。杨宏新等还发现，CMP、硒与化疗药物合用后具有协同抗癌效应，能显著抑制癌细胞增生，下调 bcl - 2 基因的表达，诱导癌细胞凋亡，具有延长小鼠的生存期，减轻环磷酰胺的毒副作用。

（四）抗衰老作用

安文林等将茯苓水提液与新生大鼠海马神经细胞原代细胞预孵育 24 小时，再将细胞与叠氮钠孵育培养，与未进行预孵育组比较后发现，茯苓组能明显抵抗叠氮钠引起的神经细胞线粒体还原 MTT 的能力和微管结构紊乱，维持细胞线粒体的功能及微管结构，减缓衰老，有防治神经退行性疾病如老年性痴呆、血管性痴呆及帕金森病等的作用。候安继等采用老龄大鼠 4 组，每日茯苓多糖制剂灌胃给药，测定血清中老化相关酶、老化代谢产物及清除老化产物的多种酶——单胺氧化酶（MAO）、丙二醛（MDA）和超氧化物歧化酶（T - SOD 和 Cu - SOD）的含量。结果显示，茯苓多糖给药组与老龄对照组相比，能不同程度增加血清中 T - SOD 和 Cu - SOD 活性，降低 MDA 含量，具有抗寒、抗疲劳及抗衰老作用。

（五）减毒增效

于滨等采用茯苓多糖与多种抗癌药物合并使用对小鼠移植性肿瘤进行观察试验发现，茯苓多糖能显著增强环磷酰胺、M25、5-FU、平阳霉素、丝裂霉素、更生霉素对小鼠 S180 的抑制作用和平阳霉素对食管癌 SGA-73 的抑制作用，提高环磷酰胺对白血病小鼠 L615、L1210 和长春新碱对白血病 L615 的生命延长率，与抗癌药合用有明显的增效作用。徐榕等研究发现，茯苓中羊毛甾烷三萜类化合物与抗癌药物合用，能促进小鼠巨噬细胞产生 CSF（集落刺激因子），提高由 γ 线照射所致白细胞减少症小鼠的外周血白细胞水平和血小板的数量，促进粒细胞增殖和造血细胞再生，可提高放疗和化疗的疗效，降低毒副反应。

（六）改善大脑记忆功能

卢建中等采用 Morris 水迷宫实验和染铅实验测血铅和骨铅含量。结果显示：茯苓提取物各剂量组血铅和骨铅含量明显降低，与模型组比较有显著性差异（$P < 0.05$）。同时，茯苓提取物各剂量组能明显缩短小鼠到达平台的逃逸时间，且茯苓提取物高剂量组还可明显抑制小鼠大脑皮层和海马区 Fas 抗原的表达，能促进染铅小鼠体内铅排除，对改善大脑记忆功能有明显作用。

（七）抗炎作用

日本学者从茯苓（日本产）的甲醇提取物中分离得到三萜化合物，认为该化合物可以抑制 TPA（12-氧-14-醇-13-乙酸）引起的鼠耳肿。神长知宏从茯苓的二氯甲烷提取物中分离出新三萜衍生物，认为该三萜衍生物对 TPA 诱发的炎症有抑制作用。

（八）其他作用

陈焱等发现，茯苓多糖能有效防止草酸钙结石的形成，具有化石作用。张信岳等认为，茯苓提取的茯苓多糖能抗单纯性疱疹病毒。日本学者发现，茯苓三萜及其衍生物可抑制蛙口服五水硫酸铜引起的呕吐，茯苓中的三萜化合物可使胰岛素的分化诱导活性增强，还有抑菌、镇静作用，对心血管系统也有较好的治疗作用等。

二、桂枝

现代药理研究证实本品含挥发油，主要成分为桂皮醛、桂皮酸钠等。具有抗菌、抗病毒，抗炎、抗过敏，扩张血管、促进发汗，解热、镇痛，镇静、抗惊厥等作用。

（一）抗菌作用

抗菌作用桂皮油对细菌的抑制力与尼泊金乙酯等无显著差异，但对自然污染的霉（酵母）菌的抑制力却明显优于尼泊金乙酯，能显著抑制黑曲霉的菌丝生长和孢子形成。

（二）抗溃疡作用

桂皮苷在极低剂量时（0.15μg/kg）对多种溃疡模型呈强抑制作用。桂皮苷对急性黏膜病变及黏膜细胞障碍系的溃疡模型具有很强的疗效，其作用主要是通过胃血流量增加及抑制胃黏膜电位降低从而对黏膜细胞起到保护作用。

（三）抗肿瘤作用

桂皮酸是调节植物细胞生长和分化的激素，近年研究发现桂皮酸能抑制人胶质母细胞瘤、黑色素瘤和激素不敏感的前列腺癌等细胞系的增殖，对高转移人肺癌细胞恶性表型有逆转和抑制侵袭作用，能诱导人肺腺癌细胞、人肝癌细胞、人早幼粒白血病细胞等的分化，是一种对多种细胞有分化作用的天然分化诱导剂。

（四）镇痛作用

唐伟军等以桂枝醇提取液研究小鼠醋酸所致疼痛，结果显示：桂枝对热致痛小鼠可明显延长其痛阈时间，对小鼠醋酸所致的疼痛，有显著的拮抗作用。桂枝醇提液镇痛明显，与颅痛定无显著性差异（$P > 0.05$），而桂枝水提液镇痛效应与颅痛定有显著差异（$P < 0.05$），推断桂枝中镇痛的有效成分可溶解于乙醇，较少溶解水。

三、白术

现代药理研究证实本品含挥发油，主要成分为苍术酮，白术内酯 A、B 及糖类（主要为甘露醇、果糖）等。白术具有强壮、利尿、降血糖、抗血凝作用，并能保护肝脏，防止四氯化碳所致肝糖原减少。

（一）调节胃肠运动

实验研究表明白术煎剂有明显促进小鼠胃排空及小肠推进功能的作

用。马晓松等依次制备不同浓度的白术水煎剂,较小剂量 (6.25%) 的白术煎剂 1ml 对离体豚鼠回肠平滑肌收缩有较轻度抑制效应,较大剂量的白术水煎剂 (12.15%、25%、50%、75%、100%) 1ml 则能显著加强豚鼠回肠平滑肌的收缩,并呈量效反应关系。白术煎剂对小鼠胃肠推进运动有显著加强作用。其研究表明,大剂量白术水煎剂能促进胃肠运动,而且随剂量的增加作用也加强,这种效应主要通过胆碱能受体介导,α 受体可能通过某种间接途径参与其调节机制。

(二) 调节腹膜孔作用

李继承等以扫描电镜和计算机图像处理观察认为:白术能显著开大腹膜孔,并使腹膜孔数量增加,分布数量明显增加,是消腹水的有效药物。

(三) 调节免疫功能作用

关晓辉等用二硝基氯苯 (DNCB) 所致小鼠迟发型超敏反应,用伊文思蓝比色法及 EA 花环试验检测,结果显示白术挥发油能显著提高小鼠腹腔巨噬细胞的活性,增强机体非特异性免疫功能,抑制癌细胞的生长。毛俊浩等从白术中提取的白术多糖 (PAM) 对小鼠脾淋巴细胞免疫功能具有调节作用,在一定的浓度范围内能单独激活或协同 ConA/PHA 促进淋巴细胞转化,并能明显提高 IL-2 的水平,此调节作用与 β-肾上腺素受体激动剂异丙肾上腺素相关。

(四) 抗肿瘤作用

张宗等将白术挥发油以 100mg/kg 及 50mg/kg 剂量对腹水癌症模型小鼠腹腔给药,结果发现白术油对小鼠艾氏腹水癌及淋巴肉瘤腹水型有较强的抑制作用,大剂量给药 1 次 (150mg/kg),可明显延长患瘤小鼠的寿命。孙氏研究证明 100% 白术注射液有抑制 S180 实体瘤作用,能降低瘤细胞的增殖率,降低瘤组织的侵袭性,提高机体的抗肿瘤反应能力和对肿瘤细胞的细胞毒作用。

(五) 抗衰老作用

吕圭源等认为:白术能提高 12 月龄以上小鼠红细胞超氧化物歧化酶 (SOD) 活性,抑止小鼠脑单胺氧化酶 (MAO-B) 活性,对抗红细胞自氧化溶血,并具有清除活性氧自由基的作用。李怀荆等以白术水煎剂给老年小鼠灌胃,发现白术可显著提高全血谷胱甘肽过氧化物酶

（GSH－Px）活力，明显降低红细胞中丙二醛含量。以上均表明白术具有一定的抗衰老作用。

（六）对心血管的作用

浦含林等认为白术中的双白术内酯能明显降低离体豚鼠右心房肌的收缩力，同时减慢其心率，此作用可完全被阿托品消除。可使豚鼠离体左心房肌的正性阶梯作用降低，对左心房肌的静息后增强作用无影响。表明双白术内酯对豚鼠离体心房肌有负性肌力和负性频率作用。

（七）降血糖作用

周德文认为白术有加速体内葡萄糖代谢和阻止肝糖原分解活性的作用，白术对四氧嘧啶诱发的高血糖小鼠有显著的降血糖作用。

（八）对子宫平滑肌的作用

周海虹等以白术醇提取物与石油醚提取物对未孕小鼠离体子宫进行研究，结果白术醇提取物对小鼠离体子宫自发性收缩及对催产素、益母草引起的子宫兴奋均呈显著抑制作用，并呈现量效关系，而水提物对离体子宫的抑制作用较弱，表明白术对子宫平滑肌具有直接作用。

（九）利尿作用

周德文等报道，研究证实白术可呈现显著和持续的利尿作用，其有效成分为能很强地抑制 Na^+，K^+－ATP 酶的磷酸化反应。

（十）抗菌作用

冉先穗研究发现：白术水煎剂在试管内对絮状表皮癣菌、星形奴卡菌、脑膜炎球菌、金黄色葡萄球菌、溶血链球菌、枯草杆菌等均有抑制作用。

（十一）其他作用

白术还有抗凝血作用；白术挥发油少量有镇静作用；小鼠灌服白术内酯对乙酸产生的血管通透性增加有显著抑制作用。

四、甘草

现代研究认为本品含三萜类（三萜皂苷甘草酸的钾、钙盐为甘草甜素，是甘草的甜味成分）、黄酮类、生物碱、多糖等成分，具有多种药理作用。

（一）护肝作用

甘草的主要成分为甘草甜素，系葡萄糖醛酸和甘草次酸结合而成的皂苷，对肝细胞有明显的保护作用，并抑制肝细胞变性坏死，抑制谷丙转氨酶的增高。邱佳信等实验指出：甘草能加强白术对原发性肝癌的后突变作用，从而保护肝细胞。

（二）抗溃疡、解毒作用

甘草甜素在胃内直接吸着胃酸可起到抗溃疡作用，另据实验证明，甘草及各种制剂对多种药物中毒、食物中毒、体内代谢产物中毒及细菌毒素等均有一定解毒能力。

（三）抗炎、抗免疫及抗菌作用

甘草抗炎的有效成分为甘草甜素和甘草次酸，甘草次酸具有糖皮质激素样作用，对大鼠棉球肉芽肿、甲醛性浮肿，皮下肉芽肿性炎症等均有抑制作用。甘草甜素、甘草次酸对马血清或鸡蛋白所致豚鼠过敏反应均有不同程度的抑制作用。甘草酸提取物及甘草次酸在体外对金黄色葡萄球菌、结核杆菌、大肠杆菌、阿米巴原虫及滴虫均有抑制作用。

（四）抗脂肪肝及动脉粥样硬化作用

甘草与柴胡合用能防治大鼠实验性肝硬化，阻止脂肪在肝内蓄积，抑制纤维增生并促进其吸收。甘草与人参配伍，能促进人参皂苷对胆固醇的排泄，降低胆固醇，从而有效地防止胆固醇血症和动脉粥样硬化的形成。

（五）其他作用

此外甘草尚有保护心肌、镇痛作用，尤其从甘草皮质部提得的异黄酮类部分协同芍药苷时具有明显的镇痛作用。此外能促进胰液分泌，有明显的镇咳作用，祛痰作用也较显著，还有一定平喘作用；有类似肾上腺皮质激素样作用。

第二章

苓桂术甘汤的药理研究

一、化学成分研究

黄晓红等认为苓桂术甘汤中主要的化学成分有黄酮、类酯、强心苷类、皂苷、挥发油、甾体及三萜、糖及多糖、鞣质及酚类以及生物碱、蒽醌类、氰苷、氨基酸、肽类、蛋白质等。

二、药理研究

(一) 对心血管的作用

本方 20ml/kg 腹腔注射可延长小鼠在缺氧条件下的存活时间，缓解异丙肾上腺素所致的心肌缺血，降低心肌耗氧量，对氯仿所致的小鼠室颤有明显的保护作用。家兔腹腔注射 6ml/kg 本方 60 分钟可拮抗戊巴妥钠所造成的心力衰竭，并可促进衰竭心脏心力的恢复。本方的抗心肌缺血、抗心律失常及正性肌力作用为本方治疗心血管疾病提供了依据。另外，本方可抑制心钠素 (ANP) 和抗利尿激素 (ADH) 的释放，在急性缺氧动物模型上，给予苓桂术甘汤后血 ANP 和 ADH 较未用药组明显降低。

(二) 对免疫功能的作用

黄金玲等用苓桂术甘汤给模型小鼠连续灌胃给药 7 天，采用碳粒廓清法、溶血素测定法和 2，4 - 二硝基氯苯诱导 DTH 反应法检测有关免疫指标。结果苓桂术甘汤能明显增加 Cy 所致免疫功能低下模型小鼠碳粒廓清指数、提高吞噬活性，促进血清抗体生成和增加 DTH 反应小鼠的耳肿胀度。提示苓桂术甘汤能明显改善 Cy 所致免疫功能低下模型小鼠的免疫功能。

(三) 其他

本方尚具有较好的镇静作用，能延长戊巴妥致小鼠的睡眠时间，能明显减少大鼠的自发活动，能抑制大鼠离体子宫的自动收缩。

参考文献

[1] 陈宏，曾凡波，雷学峰，等. 伏苓多糖的抗肿瘤作用及其机制的研究 [J]. 中药药理与临床，1995，(2)：34 - 35

[2] ZhangM Chiu LC. Cheung PC. OoiVE, Growth - inhibitory effects of a heta - glucan from the mycelium of Poria cocos on human breast carcinoma MCF - 7 cells: cell - cycle arrest and apoptosis induction [J]. OncolRep. 2006 Mar: 15 (3): 637

[3] 纪芳，李鹏飞，徐胜元，等. 羧甲基茯苓多糖的制备及体内抗肿瘤实验研究 [J]. 中国微生态学杂志，2003，15 (6)：333 - 334

[4] 张秀军，徐俭，林志彬. 羧甲基茯苓多糖对小鼠免疫功能的影响 [J]. 中国药学杂志，2002，37 (12)：913 - 914

[5] 徐琳本，肖梅英，樊湘红. 羧甲基茯苓多糖口服液的免疫作用及抗肿瘤作用研究 [J]. 中成药，2000，22 (3)；222 - 223

[6] 仲兆金，许先栋，周京华，等. 茯苓三萜成分的结构及其衍生物的生物活性 [J]. 中国药物化学杂志，1998，8 (4)：239 - 242

[7] KwonMS, Chung SK, Choi JU, et al. Antimicrobial and an2titumor activity of triterpenoids fraction from Poria cocos Wolf [J]. Hanpguk Sikppum Yongyang Kwahak Hoechi, 1999, 28 (5): 1029

[8] 段会平，候安继，陆付耳，等. 羧甲基茯苓多糖对 HBV 转染细胞表达功能影响的实验研究 [J]. 中华实验和临床病毒学杂志，2005，19 (3)：290 - 292

[9] 陈春霞. 羧甲基茯苓多糖的保肝和催眠作用 [J]. 食用菌，2003，(增刊)：46 - 47

[10] 刘可人，杨雪枫，吴士良，等. 茯苓多糖对受照射白血病 K562 细胞 N - 乙酰氨基半乳糖转移酶 - 9 和自由基等的影响 [J]. 中国中西医结合杂志，2005，6 (25)：94 - 95

[11] 杨勇，杨宏新，闫小红. 羧甲基伏苓多糖抗小鼠白血病凋亡药理学研究[J]. 肿瘤研究与临床，2005，17 (2)：83 - 84

[12] 杨宏新，闫小红. 羧甲基茯苓多糖协同硒酸脂多糖抗小鼠急性白血病的实验研究 [A]. 中国细胞生物学学会 2005 年学术大会青年学术研讨会论文摘要集

[13] 杨宏新，博晓真，杨勇，等. 硒协同茯苓多糖抗小鼠白血病的实验研究[J]. 白血病，淋巴瘤，2006，15 (2)：94 - 95

[14] 安文林，张兰，李雅莉，等. 茯苓水提液对叠氮钠致原代培养的新生大鼠海马神经细胞线粒体损伤的影响 [J]. 中国药学杂志，2001，7，36 (7)：450 - 454

[15] 侯安继，陈腾云，彭施萍，等. 茯苓多糖抗衰老作用研究 [J]. 中药药理与临床，2004，20 (3)：10 - 11

[16] 于滨，李电东．茯苓多糖对抗癌药物增效作用的观察［J］．BullMedRes，May，2000，29（5）：50

[17] 徐榕，许津，姚晨，等．茯苓中集落刺激因子诱生剂的分离与鉴定［J］．药学服务与研究，2005，12：5（4）；378－379

[18] 卢建中，喻萍，吕毅斌，等．茯苓提取物对铅致记忆损伤及相关抗原表达的影响［J］．毒理学杂志，2006，820（4）：224－226

[19] ［日］神长知宏．茯苓的抗炎作用与新的三萜衍生物的结构［J］．国外医学中医中药分册，1998，20（3）：56

[20] 陈焱，刘春晓，张积仁．茯苓多糖防石作用的实验研究［J］．中华泌尿外科杂志，1999，20（2）：114－115

[21] 张信岳，杨根元．羧甲基茯苓多糖钠体外抗甲纯疱疹病毒3型的作用［J］．中药新药与临床药理，2003，14（3）：161.163

[22] Takaaki Tai，YaquhikoAkita，Kaoru Kinoshita，et al. Antemeticprinciples of poria cocos［J］．Planta Med，1995，61（6）：527－530

[23] 左藤真友美，田井孝明．胰岛素作用增强活性组成物［P］．日本公开特许公报，1998，10－330266

[24] 李玉平，李林．茯苓的临床新用途［J］．职业与健康，2000，16（8）：122－123

[25] 邱世翠，李连锦，刘云波，等．肉桂体外抑菌作用的研究［J］．时珍国医国药，2001，23（1）：7－11

[26] 张子扬，苏崇贤，陈定强．紫苏油、桂皮油与常用防腐剂抑菌力的比较［J］．中国中药杂志，1990，15（2）：31－32

[27] 晶利明．桂皮的抗溃疡成分药理学研究［J］．国外医学中医中药分册，1988，10（1）：44

[28] 冈野周充．桂皮中抗溃疡活性的萜苷的分离与结构［J］．国外医学中医中药分册，1988，10（1）：43

[29] 王涛，金戈，王淑梅，等．肉桂酸对人肺腺癌细胞诱导分化的实验研究［J］．癌症，2000，19（8）：782－785

[30] 黄炜，黄济群，张东方，等．桂皮酸诱导BET－7402人肝癌细胞分化的研究［J］．实用癌症杂志，2000，15（1）：12

[31] 钱海鑫，刘俊卯．桂皮酸体外诱导人肝癌细胞分化［J］．江苏医药杂志，2001，27（1）：17

[32] 朱文渊，黄济群，黄炜，等．桂皮酸诱导人早幼粒白血病细胞分化的实验研究［J］．肿瘤防治研究，2000，27（3）：182

[33] 唐伟军，卢新华，周大现，等．桂枝镇痛效应的药理学研究［J］．郴州医学高等专科学校学报，2003，5（1）：16

[34] 李岩，孙思予，周卓．白术对小鼠胃排空及小肠推进功能影响的实验研究［J］．辽宁医学杂志，1996，10（4）：186

[35] 马晓松，樊雪萍，陈忠，等．白术对离体豚鼠回肠收缩的影响［J］．新消化

病学杂志，1996，4（11）：603

[36] 李继承，吕志莲，石光和．腹膜孔的药物调节和计算机图像处理［J］．中国
医学科学院学报，1996，18（3）：219

[37] 关晓辉，曲娴，杨志萍，等．白术挥发油对小鼠免疫功能的影响［J］．北华
大学学报（自然科学版），2001，2（2）：122～123

[38] 毛俊浩．白术多糖对小鼠淋巴细胞功能的调节．免疫学杂志，1996，12（4）：
233～236

[39] 张宗，张鸿翔，史天良，等．白术挥发油的抗肿瘤作用的研究［J］．肿瘤研
究与临床，2006，18（12）：799～820

[40] 孙喜才，张玉五，连文太，等．健脾益气方841－A对小鼠S180实体瘤增殖
的影响［J］．陕西中医，1987，8（2）：90～91

[41] 孙喜才，张健，邱根全，等．白术抑瘤机制的探讨［J］．陕西中医，1988，
9（6）：282

[42] 吕圭源，李万里．白术抗衰老作用研究［J］．现代应用药学，1996，13
（5）：26～29

[43] 李怀荆，郭忠兴．白术水煎剂对老年小鼠抗衰老作用的影响［J］．佳木斯医
学学报，1996，19（1）：9

[44] 浦含林，王正濂，黄巧娟，等．双白术内酯对豚鼠离体心房肌的作用［J］．
中国药理学通报．2000，16（1）：60～62

[45] 周德文．术类的药理和药效．国外医药·植物药分册［J］11996，11（3）：
120～122

[46] 周海虹．白术提取物对子宫平滑肌作用的研究．安徽中医学院学报，1993，
12（4）：39～40

[47] 冉先穗．中华药海［M］．哈尔滨：哈尔滨出版社，1998：1588～1589

[48] 蒋天佑．白术的研究进展［J］．中医药研究，1991，（5）：59～61

[49] Endo K, etal. Chem Pharm Bull, 1979, 27（12）：2954

[50] 邱佳信，中医药时代，1991，1：41

[51] 栗力杰．甘草的药理研究及应用［J］．湖南中医药导报，1996，2（6z）：52
－53

[52] 黄晓红，宋宗华，毕开顺．正交法研究苓桂术甘汤的醇提工艺［J］．时针国
医国药，2002，13（4）：199～201

[53] 傅延龄，张卫建，等．苓桂术甘汤对心血管的药理作用［J］．北京中医学院
学报，1990，13（4）：47

[54] 刘志峰，高鹏翔．复方丹参和苓桂术甘汤对缺氧所致心钠素和抗利尿激素释
放的影响［J］．青岛医学院学报，1996，32（2）：135～136

[55] 黄金玲，龙子江，吴华强，等．苓桂术甘汤对环磷酰胺模型小鼠免疫功能的
影响［J］．中国中医基础杂志，2002，8（5）：31～33

[56] 保田和美．国外医学·中医中药分册［J］．1984，6（5）：49